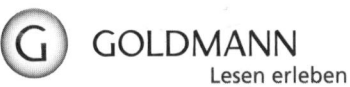

GOLDMANN
Lesen erleben

Buch

Seit über 25 Jahren gibt Dr. Ruth Westheimer ihr Bestes, um Menschen zu einem erfüllten Sexualleben zu verhelfen, denn jeder hat ihrer Meinung nach ein Anrecht auf die Befriedigung dieses elementarsten Bedürfnis der menschlichen Natur. Am wichtigsten ist dafür laut Dr. Ruth das richtige Verständnis des eigenen Körpers und seiner Sexualität. Doch die Flut an Informationen in der heutigen Welt stiftet oft Verwirrung statt heißer Leidenschaft. Deshalb hat die bekannteste Sextherapeutin der Welt die Essenz ihrer Erfahrung in diesem Buch zusammengefasst. Auf ihre unnachahmlich sympathische Art erklärt sie, wie man die Langeweile aus dem Schlafzimmer verbannt, die Romantik wiederentdeckt, die Liebe mit dem »Kama Ruthra« lustvoll erlebt und das Nachspiel zum Genuss macht. Dabei lässt sie keine Frage offen und bietet für die großen und kleinen Probleme im Bett oft überraschend einfache Lösungen aus ihrer Beratungspraxis. Außerdem rät sie: Üben, üben, üben – für den besten Sex, den man sich vorstellen kann.

Autoren

Dr. Ruth Westheimer gilt als Pionierin der Sexualaufklärung. Sie arbeitet als Dozentin am Calhoun College der Yale University, am Butler College der Princeton University und als Lehrbeauftragte an der New York University. Darüber hinaus hat sie ihre eigene Beratungspraxis in New York und hält überall auf der Welt Vorträge. Dr. Westheimer hat bereits 34 Bücher verfasst. Sie hat zwei Kinder und vier Enkelkinder.
www.drruth.com
Pierre Lehu unterstützt Dr. Ruth Westheimer seit 27 Jahren als Kommunikationsexperte. Er lebt ebenfalls in New York, ist verheiratet und hat zwei Kinder.

Dr. Ruth Westheimer
mit Pierre A. Lehu

10 Geheimnisse
für richtig guten Sex

Wie Sie jedes Mal genießen

Aus dem Englischen
von Jutta Deutmarg

GOLDMANN

Alle Ratschläge in diesem Buch wurden von den Autoren und vom Verlag sorgfältig erwogen und geprüft. Eine Garantie kann dennoch nicht übernommen werden. Eine Haftung der Autoren beziehungsweise des Verlags und seiner Beauftragten für Personen-, Sach- und Vermögensschäden ist daher ausgeschlossen.

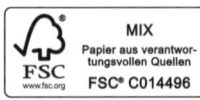

Verlagsgruppe Random House FSC-DEU-0100
Das für dieses Buch verwendete FSC®-zertifizierte Papier
Classic 95 liefert Stora Enso, Finnland.

1. Auflage
Vollständige Taschenbuchausgabe September 2011
Wilhelm Goldmann Verlag, München,
in der Verlagsgruppe Random House GmbH
© 2009 by Dr. Ruth K. Westheimer und Pierre A. Lehu
All rights reserved.
Die amerikanische Originalausgabe
Dr. Ruth's Top 10 Secrets for Great Sex
erschien 2009 bei Jossey-Bass, einem Wiley Imprint.
© 2009 der deutschsprachigen Ausgabe
Campus Verlag GmbH, Frankfurt am Main
Umschlaggestaltung: Uno Werbeagentur, München
Umschlagillustration: © FinePic, München
Innenillustration: © www.drruth.com
Satz: Uhl + Massopust, Aalen
Druck und Bindung: GGP Media GmbH, Pößneck
CB · Herstellung: IH
Printed in Germany
ISBN 978-3-442-17221-4

www.goldmann-verlag.de

Inhalt

Einleitung

Seit über 25 Jahren gebe ich mein Bestes, um Menschen zu einem erfüllten Sexualleben zu verhelfen. Vielleicht war ich eine Pionierin auf diesem Gebiet, aber ich stehe heute mit meinem Anliegen nicht allein da. Gehen Sie doch nur einmal zum nächsten Zeitschriftenladen und werfen Sie einen Blick auf all die Titelseiten: Da taucht das Wort *Sex* ständig auf – Sex verkauft sich eben gut! Und ich gestehe: Ich kaufe auch sofort jede Zeitschrift, auf der ich dieses Wort entdecke. Schließlich möchte ich keinen Artikel verpassen, in dem wichtige Neuigkeiten über »mein« Thema stehen könnten.

Aus den Medien bekommen Sie also täglich jede Menge Informationen über Sex – das sollten Sie als willkommene Gelegenheit betrachten, so viel wie möglich über diesen elementaren und faszinierenden Teil unserer menschlichen Natur zu erfahren. Und zwar nicht nur aus Wissbegier, sondern auch um ein tiefgehendes Verständnis für Ihren Körper und seine sexuellen Eigenschaften zu gewinnen – das gilt sowohl für Männer als auch für Frauen. Denn erst dann können Sie Ihre sexuellen Fähigkeiten optimal nutzen. Und nie war es leichter als heute, an all die dafür erforderlichen Informationen heranzukommen. Die Informationsflut hat allerdings auch einen großen Nachteil: Sie kann uns schnell überfordern und Verwirrung stiften anstatt aufzuklären. Wir sollten für unser Liebesleben kein dickes Handbuch brauchen. Schließlich handelt es sich um einen einfachen Vorgang, und Sie sollten nicht jedes Mal, wenn Sie miteinander schlafen möchten, eine dicke Enzyklopädie unter dem Bett hervorwuchten müssen, um erst einmal darin nachzuschlagen. Deshalb habe ich die wichtigsten Geheimnisse über Sex in diesem Buch zusammengefasst. Ich bin überzeugt, dass Sie nach der Lektüre über das notwendige Rüstzeug für ein erfülltes Liebesleben verfügen.

Warum ich Ihnen helfen kann

Wozu überhaupt eine Anleitung für die natürlichste Sache der Welt? Nun, Sie müssen zwar nicht viel über Sex wissen, um ein Kind zu zeugen – wohl aber, um dabei den größtmöglichen Genuss zu erleben. Das ist ein großer Unterschied! Die meisten Menschen finden zwar selbst heraus, wie »es« funktioniert. Viele brauchen jedoch Rat, um dabei auch sexuelle Erfüllung zu finden.

Hinzu kommt, dass jeder Mensch einzigartig ist und

deshalb auch die Art und Weise, wie er Sex am besten genießen kann. Damit das gelingt, sind ein paar Hinweise hilfreich. Vor allem, wenn einer der Partner eine spezielle Vorliebe hat, oder auch beide, was gar nicht so selten vorkommt. Ein weiterer wichtiger Grund ist, dass Menschen sich im Lauf der Zeit verändern. Und wenn sie darauf nicht vorbereitet sind, können aus leichten Bodenwellen schnell regelrechte Hürden oder sogar Barrieren werden, die guten Sex verhindern. Sträuben Sie sich also nicht gegen Veränderungen, sondern nehmen Sie sie als willkommene Abwechslung. Denn Langeweile gehört zu den größten Herausforderungen, die ein Paar im Lauf seiner Beziehung bewältigen muss. Daher ist jede Veränderung – selbst wenn sie dem Älterwerden geschuldet ist – immer auch ein Weg aus der Monotonie. Vorausgesetzt, Sie sind auf diese Veränderungen vorbereitet und schlagen die richtige Richtung ein. Sie wissen ja, dass ich die Menschen immer dazu ermuntere, die Langeweile aus dem Schlafzimmer zu verbannen. Dazu müssen Sie jedoch Änderungen in Ihrem *gesamten* Leben zulassen, nicht nur im Schlafzimmer. Ein eintöniger Alltag färbt automatisch auf Ihr Liebesleben ab.

Es ist nicht schwer, die Geheimtipps zu befolgen, die ich Ihnen in diesem Buch verraten werde. Allerdings brauchen Sie etwas Disziplin – der leichte Weg ist eben selten der beste… Wenn Sie auf irgendeinem Gebiet zum Experten beziehungsweise zu einer Expertin werden wollen, ob beim Autofahren, Kochen oder in einer bestimmten Sportart, müssen Sie sich in die jeweiligen Geheimnisse einweihen lassen und die nötigen Fähigkeiten regelmäßig trainieren. Aber können Sie sich etwas Angenehmeres vorstellen, als sich in der Aktivität zu üben, die in diesem Buch behandelt wird? Übung macht in diesem Fall jedoch nur dann den Meister, wenn beide Partner zusammenarbeiten und sich an die gleiche Anleitung halten.

Sobald Sie mit den Geheimnissen vertraut sind, dürfen Sie natürlich improvisieren. Ich fordere Sie sogar ausdrücklich dazu auf, eigene Wege einzuschlagen – nur so können Sie auf Dauer den bestmöglichen Sex Ihres Lebens genießen!

Geheimnis Nr. 1
Sex hat Priorität

Ich weiß, dass viele Menschen denken: »Diese Dr. Ruth hat doch nur Sex im Kopf.« Zugegeben, ich widme diesem Thema mehr geistige Energie als die meisten Menschen. Außerdem führe ich immer noch meine Privatpraxis, beschäftige mich also viel mit dem Sexualleben meiner Patienten. Aber ich bin realistisch und erwarte nicht, dass jeder so viel Zeit aufwendet wie ich, um über dieses schöne Thema nachzudenken und auch zu sprechen. Manchmal bedaure ich allerdings Menschen, die sich mit Datenbanken, Absatzzahlen und allem Möglichen befassen müssen – nur nicht mit Sex ...

Sie denken vielleicht, da die Medien dem Thema Sex heute so viel Aufmerksamkeit widmen, müssten doch alle ein rundum erfülltes Sexualleben genießen. Die Wahrheit sieht jedoch anders aus: Sehr viele Menschen lassen ihr Liebesleben in der Flut all der anderen Aktivitäten untergehen, die um ihre Aufmerksamkeit ringen – berufliche und familiäre Pflichten, Fernsehsendungen, Videospiele, E-Mails, Chatrooms. Oder auch so eine »altmodische«

Beschäftigung wie Bücherlesen. Und das ist ein großer Fehler! Sex verdient einen besonderen Platz in unserem Leben. Deshalb ist es Ihre Aufgabe, einen sicheren Hafen für Ihr Sexualleben zu schaffen, in dem es bei jeder noch so bedrohlichen Terminflut sicher vor Anker liegt.

Fachleute, die sich mit der menschlichen Arbeitsleistung beschäftigen, weisen darauf hin, wie wichtig das Gleichgewicht zwischen Arbeit und Leben ist. Langfristig wirke es sich negativ auf das Familienleben aus, wenn Menschen zu viel Zeit mit ihrer Arbeit verbringen, und das wiederum beeinträchtige ihre Arbeitsleistung. In diesem Buch möchte ich Sie davon überzeugen, dass Sie Ihrer Beziehung genauso schaden, wenn das Gleichgewicht zwischen Sex und Leben zu sehr ins Wanken gerät.

Warum also sollten Sie Ihrem Liebesleben einen besonderen Platz einräumen? Zum einen, weil Sex nicht nur eine Quelle des Genusses, sondern auch eine Möglichkeit ist, sexuelle Spannungen abzubauen und psychischen Problemen vorzubeugen, die entstehen, wenn diese Spannungen sich über einen längeren Zeitraum aufstauen. Zum anderen, weil Sex in jeder Partnerschaft zum »Kitt« gehört, der die Beziehung zusammenhält. Eine Partnerschaft, in der Sex nur noch ein stiefmütterliches Dasein fristet, ist keine gesunde Partnerschaft mehr. Dieser Tatbestand deutet vielmehr darauf hin, dass etwas nicht stimmt; dass der »Kitt« zu bröckeln beginnt und die Gefahr besteht, dass die Beziehung zerbricht.

Das gilt übrigens für jede Altersstufe. Jüngere Paare schlafen zwar öfter miteinander, aber Sex gehört als fester Bestandteil in jede Liebesbeziehung – selbst wenn beide Partner bereits über 80 oder sogar 90 Jahre alt sind. Vorausgesetzt, sie sind gesundheitlich noch dazu in der Lage.

Menschen können ohne Luft, Wasser und Nahrung nicht überleben – ohne Sex schon, das muss selbst ich zugeben. Damit will ich aber nicht sagen, dass Sie eine Phase der sexuellen Enthaltsamkeit einlegen sollten; obwohl es möglich wäre. Eine romantische Liebesbeziehung ist ohne Sex *nicht* überlebensfähig. (Bei einer platonischen Freundschaft ist das etwas anderes.) Menschen sind sexuelle Wesen: Unser Gehirn meldet uns in regelmäßigen Abständen sexuelle Bedürfnisse, ob wir wollen oder nicht. Man kann zwar versuchen, sie beiseitezuschieben, aber irgendwann tauchen sie doch wieder in unserem Bewusstsein auf. Allen Ablenkungen zum Trotz ziehen diese sexuellen Sehnsüchte früher oder später unsere Aufmerksamkeit auf sich. Und wenn der Partner gerade nicht in Stimmung ist? Dann geschieht erst einmal gar nichts. Sind die sexuellen Bedürfnisse beider Partner allerdings überhaupt nicht miteinander in Einklang zu bringen, kann so eine sexuelle Dürreperiode Wochen, Monate oder sogar Jahre dauern. Und je länger sie andauert, desto größer ist der Schaden für die Beziehung. Wenn Sie also möchten, dass Ihre Partnerschaft intakt bleibt, müssen Sie lernen, Ihre Bedürfnisse aufeinander abzustimmen.

Sexuelle Spannungen müssen übrigens nicht negativ sein. Richtig genutzt, können sie Ihrer Partnerschaft sogar sehr guttun. Wenn Sie regelmäßig Sex haben, wirkt sich das Bedürfnis, die sexuelle Spannung abzubauen, positiv auf Ihre Partnerschaft aus, weil jeder von Ihnen ein Bedürfnis des anderen befriedigt, das nur er allein befriedigen kann (zumindest in einer monogamen Beziehung ist das so). Falls Sie dagegen nur selten Sex haben oder – schlimmer noch – überhaupt nicht, sind Sie beide in einer misslichen Lage. Denn während guter Sex eine Beziehung zusammenhält, kann zu viel angestaute sexuelle Spannung großen Schaden anrichten; vor allem, sobald einer der Partner anderweitig nach sexueller Befriedigung sucht. (Und dabei spielt es keine Rolle, ob der- oder diejenige tatsächlich eine andere sexuelle Beziehung eingeht oder nur die Möglichkeit in Betracht zieht.)

Wie oft ist normal?

Ich werde häufig gefragt, wie oft ein Paar in diesem oder jenem Alter Sex haben sollte. Dazu gibt es keine Statistiken, weil das individuell sehr verschieden ist. Beide Partner haben unterschiedliche Bedürfnisse – doch das ist vollkommen in Ordnung, solange sie ein Gefühl dafür entwickeln, wie viel Sex erforderlich ist, damit ihre Beziehung reibungslos funktioniert. Doch so viel steht fest: Wenn kaum noch Sex stattfindet, ist Ihre Beziehung nicht mehr im Gleichgewicht. Und das hat nicht nur Auswirkungen auf Ihr Sexualleben, sondern auch auf andere Aspekte Ihrer Beziehung. Sobald Sie sich durch die sexuelle Wüste schleppen, trocknet Ihre Beziehung zunehmend aus, bis sie schließlich ganz verkümmert und wertlos wird. Sie müssen sich keineswegs an den Kaninchen orientieren, die in diesem Zusammenhang immer gern zitiert werden, sollten aber dafür sorgen, dass Sex eine gleichbleibende Konstante in Ihrer Partnerschaft darstellt.

Spontaner Sex

Es gibt eine bestimmte Vorstellung – besser gesagt: eine *Idealvorstellung* –, die sich in den Köpfen einiger Menschen festgesetzt hat: die Auffassung, Sex müsste immer spontan sein. Wer so denkt, gefährdet jedoch seine Beziehung, wie das folgende Beispiel zeigt:

Jeff und Judy

Jeff und Judy waren beide Mitte 30. Jeder von ihnen arbeitete Vollzeit, und sie hatten zwei kleine Kinder. Die Behauptung, ihr Tagesablauf sei ausgefüllt, wäre die reinste Untertreibung: Jeff musste bereits in den frühen Morgenstunden für Telefonate mit europäischen Kunden zur Verfügung stehen. Deshalb ging er meistens gegen 21 Uhr schlafen und stand am nächsten Morgen um 4 Uhr auf. Da Judy um 21 Uhr gerade die Kinder ins Bett gebracht hatte, blieb sie gern noch eine Weile auf. Sie brauchte das einfach, um abzuschalten, indem sie las oder sich eine Fernsehsendung ansah. An den Wochenenden hatten die Kinder großen Spaß daran, in aller Frühe zu den Eltern ins Bett zu hüpfen. Daher konnte Jeff, der schon während der Woche zu wenig Schlaf bekam, am Wochenende nach 22 Uhr oft kaum noch die Augen aufhalten. Aufgrund dieser zeitlichen Vorgaben und Begleitumstände verkümmerte das Liebesleben der beiden langsam, aber sicher. Manchmal vergingen Wochen, ohne dass die beiden Sex hatten. Beide litten darunter, aber als Jeff seiner Frau vorschlug, eine bestimmte Zeit für Sex festzulegen, lehnte Judy diese Idee energisch ab. Ihrer Meinung nach sollte man Sex nicht planen, das Liebesspiel müsse sich vielmehr »aus der Hitze des Augenblicks« ergeben. Und wenn sie diese Hitze in Jeff nicht mehr entfachen konnte, stimmte eben mit ihrer Beziehung etwas nicht. Diese Einstellung brachte das Sexualleben der beiden natürlich nicht wieder in Schwung. Deshalb kamen sie in meine Praxis.

Um es ganz klar zu sagen: Ich bin absolut für spontanen Sex. Aber noch wichtiger ist es, *überhaupt* Sex zu haben.

Wenn zwei Menschen spontan keine Zeit für Sex finden, müssen sie einen Zeitpunkt festlegen und für den richtigen Rahmen sorgen.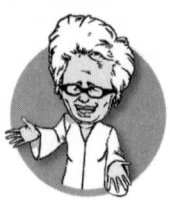

Für Jeff und Judy bedeutet das: Beide sollten sich ihre Terminkalender vornehmen und einen Abend pro Woche auswählen, an dem Jeff ein bisschen länger aufbleiben kann, weil er entweder am nächsten Tag nicht so früh im Büro sein muss oder bereit ist, mit etwas weniger Schlaf auszukommen. An diesem Abend sollte Judy mit Jeff um 21 Uhr ins Bett gehen, und sie sollten miteinander schlafen. Anschließend kann sie noch aufbleiben, wenn sie möchte.

Mit dieser einfachen Methode können Paare sicherstellen, dass sie regelmäßig Sex haben. Wenn Sie und Ihr Partner sich in einer ähnlichen Situation befinden wie Jeff und Judy und keinen bestimmten Zeitpunkt für Sex einplanen, garantiere ich Ihnen, dass es nicht spontan dazu kommen wird. Das heißt nicht, dass dieser Plan immer hundertprozentig aufgehen muss: Wenn eines der Kinder an dem betreffenden Abend plötzlich Bauchweh bekommt, wird natürlich nichts daraus. Aber meistens wird es funktionieren, und auf diese Weise können Partner trotz unterschiedlicher Arbeitsrhythmen wenigstens ein minimales Sexualleben aufrechterhalten.

Selbstverständlich gibt es abgesehen davon, wann Sie und Ihr Partner jeweils zu Bett gehen, andere Faktoren, die Ihnen einen Strich durch die Rechnung machen können. Bei Jeff und Judy ist das zum Beispiel die Tatsache, dass ihre Kinder jederzeit ins Elternschlafzimmer kommen dürfen. Wenn die beiden weiterhin ein aktives Liebesleben genießen möchten, müssen sie das beschriebene Wochenendritual abschaffen. Der Freitag- oder Samstagabend wäre dann ein perfekter Zeitpunkt, um miteinander zu schlafen. Aber eben nur, wenn Jeff weiß, dass er am nächsten Morgen ausschlafen kann. Es ist einfach inakzeptabel, die Kinder darüber bestimmen zu lassen, wann ihre Eltern am Wochenende aufstehen.

Ein weiterer potenzieller Störfaktor ist der Ort, an dem Sie Sex haben. Allein der Gedanke, dass die Kinder nebenan schlafen oder schlafen sollten, kann Hemmungen auslösen. Lassen Sie das nicht zu! Sorgen Sie dafür, dass Sie ab und zu Sex haben können, ohne dabei Rücksicht auf Ihre Kinder nehmen zu müssen. Engagieren Sie beispielsweise für Samstagabend einen Babysitter, essen Sie irgendwo gemeinsam zu Abend und verbringen Sie ein paar Stunden in einem Hotelzimmer. (Sie können auch zuerst in ein Hotelzimmer gehen und dann ins Restaurant; oder sich Essen auf dem Zimmer servieren lassen; oder Sie kombinieren diese Möglichkeiten nach Belieben.) Ihre Kinder könnten auch bei den Großeltern oder anderen Verwandten übernachten; oder Sie treffen eine Vereinbarung mit einem befreundeten Ehepaar, das ebenfalls Kinder hat, sodass die Sprösslinge zweimal im Monat jeweils bei der einen oder anderen Familie übernachten. Auf diese Weise hätte jedes Elternpaar einen freien Abend pro Monat zur Verfügung.

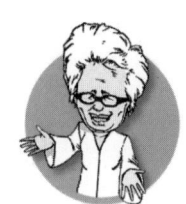

Wenn Sie zu Hause nicht die erforderliche Zeit und Privatsphäre finden, um ungestört miteinander schlafen zu können, ergreifen Sie die entsprechenden Maßnahmen, um Ihrem Liebesleben einen Platz einzuräumen, an dem es gedeihen kann.

Bei Judy und Jeff trugen die Kinder mit dazu bei, dass die beiden ihre Zeitpläne nicht aufeinander abstimmen konnten. Aber es gibt sehr viele Paare, die keine Kinder haben und trotzdem keine Zeit für Sex finden. Manchmal hängt es damit zusammen, dass beide in unterschiedlichen Schichten arbeiten. Oder dass ein Partner ein Abendtyp, der andere ein Morgentyp ist. Bei anderen scheitert es daran, dass ein Partner ein bestimmtes Hobby pflegt oder intensiv Sport treibt – der Mann also beispielsweise am Wochenende bereits frühmorgens zum Golfplatz oder zum Fußballspielen fährt. Letztendlich spielt es keine Rolle, aus welchem Grund Ihr Sexualleben Winterschlaf hält: Wenn Sie es wieder zum Leben erwecken können, indem Sie einen festen Zeitpunkt für Sex festlegen, dann sollten Sie das tun. Und wenn noch weitere Maßnahmen erforderlich sind, etwa die Übernachtung in einem Hotel, dann müssen diese Faktoren eben bei der Suche nach einer optimalen Lösung für beide Partner berücksichtigt werden.

Ein Ferienhaus als Liebesnest

Ein Ferienaufenthalt ist eine gute Gelegenheit, Ihr Sexualleben wieder in Schwung zu bringen. Allerdings nur, wenn Ihre Kinder nicht im selben Hotelzimmer schlafen. Mieten Sie also lieber ein Ferienhaus oder eine Ferienwohnung mit separatem Schlafzimmer. Das mag zwar teurer sein, dafür sparen Sie aber das Geld für kostspielige Restaurantbesuche, weil Sie selbst kochen können. Insgesamt kommen Sie dabei unter Umständen sogar noch preiswerter weg.

Sex nach Plan

Als Jeff und Judy in meine Sprechstunde kamen, war Judys erste Reaktion auf meinen Vorschlag, einen bestimmten Zeitpunkt für Sex festzulegen: »Sex auf Knopfdruck funktioniert bei mir nicht. Natürlich könnte ich mich hinlegen und Jeff einfach machen lassen. Aber ich hätte überhaupt nichts davon.« Man muss kein Sexualtherapeut sein, um vorauszusagen, dass Judy mit dieser Einstellung den Sexualakt wirklich nicht als lustvoll erleben wird. Tatsache ist jedoch, dass Judy mit ihren Bedenken in zweifacher Hinsicht irrt.

Ein französisches Sprichwort lautet: *L'appétit vient en mangeant,* »Der Appetit kommt beim Essen«. Das hat jeder schon selbst erlebt – eigentlich hat man keinen Hunger, sitzt man jedoch erst einmal am Tisch und werden die Geschmacksknospen durch die ersten Bissen angeregt, isst man schließlich nicht nur die ganze Portion, sondern genießt sie auch. (Wenn nicht, liegt's am Küchenchef!) Beim Sex ist es genauso.

Wenn Sie im Bett liegen und zulassen, dass Ihr Partner seine Zauberkünste mit Fingern oder Zunge anwendet, so wette ich mit Ihnen, dass Sie Lust auf Sex bekommen! Natürlich können Sie sich auch bewusst dagegen wehren: Wenn Sie sich beispielsweise auf so etwas Unerotisches wie Ihre Steuererklärung konzentrieren, kann Ihr Partner sich noch so sehr anstrengen – es wäre reine Zeitverschwendung und führt zu nichts. Schieben Sie jedoch Ihre Alltagssorgen einmal beiseite und richten den Fokus auf Ihre Empfindungen, wird sich die sexuelle Erregung aller Wahrscheinlichkeit nach einstellen – vorausgesetzt, Ihre Beziehung ist grundsätzlich in Ordnung.

Wenn es ernst ist

Wenn es gravierende Probleme in Ihrer Paarbeziehung gibt, wird noch so viel körperliche Stimulation Sie nicht in Erregung versetzen. Aber in diesem Fall hält nicht der Zeitmangel Sie physisch auf Distanz, sondern ein Mangel an sexuellem Begehren. Sie wollen Ihren Partner gar nicht so nah an sich heranlassen. Dann brauchen Sie vielleicht professionelle Hilfe.

Lassen Sie Ihren Partner nicht hängen

Ich kann Ihnen nur dringend ans Herz legen, Ihr Bestes zu geben, damit auch geplanter Sex in Ihrer Beziehung funktioniert. Allerdings gibt es Tage, an denen man nicht einfach alles beiseiteschieben kann: Sie wollten an diesem Abend mit Ihrem Partner schlafen, aber Ihr Chef hat kurz vor Feierabend noch eine abfällige Bemerkung gemacht, und nun schäumen Sie innerlich vor Wut. Bei Frauen können solche Emotionen so stark sein, dass eine sexuelle Erregung einfach nicht möglich ist. Sie liegen also mit Ihrem Mann nackt im Bett, er unternimmt alles Mögliche, um Sie in Erregung zu versetzen, aber es passiert nichts. Sagen Sie dann einfach »Tut mir leid, Schatz« und wenden sich ab?

Wenn Ihr Partner in sexuelle Erregung geraten ist bei dem Versuch, Sie in Erregung zu versetzen, dann ist es Ihre Pflicht, Ihren Partner zum Orgasmus zu bringen – das gilt für Männer ebenso wie für Frauen.

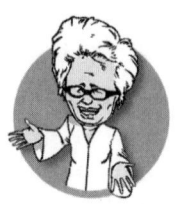

Für Frauen ist es leichter, dieser Verpflichtung nachzukommen. Andererseits können Männer äußere Einflüsse eher beiseiteschieben und in sexuelle Erregung geraten. Die genannte Pflicht besteht jedenfalls für beide. Ein Mann kann seine Partnerin bei Erektionsproblemen immer noch zum Orgasmus bringen, indem er seine Finger, seine Zunge oder seinen großen Zeh benutzt. Das Problem ist schließlich nur situationsbedingt, er will seine Partnerin ja nicht zurückweisen. Und wenn Sie Ihren Partner lieben, möchten Sie auch, dass seine Bedürfnisse befriedigt werden.

Aphrodisiaka – was wirklich hilft

Ich glaube nicht daran, dass Aphrodisiaka per se wirken. Manche Menschen schwören beispielsweise auf Schokolade oder Austern. Ich bin dagegen der Ansicht, dass Sie mit allen möglichen Nahrungsmitteln eine aphrodisische Wirkung erzielen können – Sie müssen nur daran glauben. Wenn Sie allerdings einen bestimmten Zeitpunkt für Sex festlegen, wird allein der Gedanke daran auf jeden Fall seine erregende Wirkung entfalten. Vor allem, wenn Sie eine Frau sind. Diese Methode funktioniert jedoch bei beiden Geschlechtern.

Wenn Sie beide morgens vereinbaren, dass Sie am Abend Sex haben werden, und sich dann erlauben, im Lauf des Tages immer wieder einmal an die lustvollen Augenblicke zu denken, die Sie erwarten, und dabei auch Ihre jeweilige Tätigkeit kurz zu unterbrechen, um sich Ihren Fantasien hinzugeben, so wird Sie das in Erregung versetzen. Da eine Frau mehr Zeit braucht als ein Mann, bis sie sexuell erregt ist, können sich diese kurzen Pausen, in denen sie sich erotischen Träumereien hingibt, später als sehr wirkungsvoll erweisen. Selbst wenn Sie diese Gedanken beiseiteschieben und sich wieder ganz Ihrer eigentlichen Tätigkeit zuwenden (beim Autofahren sind solche Fantasien natürlich tabu!), wird sich dieser Erregungsprozess unbewusst in Ihrem Gehirn fortsetzen. Und wenn Sie sich dann treffen, stellt sich die Erregung sehr viel schneller ein, weil der Prozess bereits im Lauf des Tages in Gang gekommen ist. Insofern hat geplanter Sex also sogar einen bedeutenden Vorteil gegenüber spontanem. Wenn Sie die erregende Wirkung der Vorfreude noch steigern möchten, setzen Sie einfach ein paar »Gedächtnisstützen« ein.

Eine Frau kann zum Beispiel morgens erotische Unterwäsche anziehen, am besten so, dass ihr Mann das mitbekommt. Das Bild wird sich in sein Gedächtnis einprägen und seine Erregung den ganzen Tag über wachhalten. Und jedes Mal, wenn *sie* sich an ihre verführerischen Dessous erinnert, wird sie ein gewisses Kribbeln spüren.

Erwünschte Nebenwirkungen

Wenn Sie bewusst etwas unternehmen, um ein erfülltes Sexualleben zu führen, wette ich mit Ihnen, dass Ihnen Ihr Leben auch insgesamt in einem rosigeren Licht erscheinen wird. Immer nur zu arbeiten und den ganzen Tag ausschließlich mit den täglichen Pflichten zu füllen zermürbt uns. Wenn Sie jedoch wissen, dass die Woche ein paar lustvolle Momente intensiven Genusses bereithält – ob nun geplant oder nicht –, so wird Sie das beflügeln. Ähnlich wie die Aussicht auf das Wochenende die Arbeit an den übrigen fünf Tagen erleichtert oder die Freude auf den Urlaub die Monate davor erträglicher macht.

Sie sind nicht nur Freunde

Ich kann Ihnen versichern, dass ein aktives Sexualleben sich sehr positiv auf Ihre Partnerschaft auswirken wird. Sex verschafft natürlich jedem Partner selbst Genuss, sorgt aber auch für die besonders innige Beziehung zwischen beiden. Intimität ist sehr wichtig für eine romantische Partnerschaft, das unterscheidet sie von einer normalen Freundschaft. Ihre Beziehung zu Ihrem besten Freund oder Ihrer besten Freundin kann noch so eng sein – zwischen Ihnen beiden besteht keine Intimität. Vielleicht erzählen Sie Ihrer Freundin intime Dinge aus Ihrem Leben, aber Sie küssen, streicheln oder liebkosen sie nicht; Sie tauschen keine Zärtlichkeiten mit ihr aus und bringen sich nicht gegenseitig zum Orgasmus. Diese Intimitäten sind nur einem einzigen Menschen in Ihrem Leben vorbehalten: Ihrem Liebespartner. Wenn diese Intimität wegfällt, sind Sie nur noch gute Freunde. Dann ist es eine Freundschaft wie jede andere auch, nichts Besonderes mehr. Um also dafür zu sorgen, dass Ihre Partnerschaft sich von allen anderen Beziehungen unterscheidet, müssen Sie Ihr gemeinsames Sexualleben gesund erhalten.

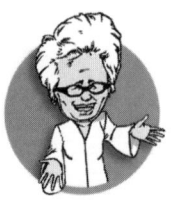

Um den Grad der Intimität mit Ihrem Partner zu erhalten und zu steigern, sollten Sie für ein aktives Sexualleben sorgen.

Nehmen Sie einander nicht für selbstverständlich

Es gibt noch andere Möglichkeiten, Sex zur Priorität zu machen, die nichts mit Ihrem Terminkalender zu tun haben. Wenn Sie beispielsweise zu Hause immer in den schäbigsten Klamotten herumlaufen, so ist das nicht sexy. Ich verstehe, dass Sie es sich nach einem harten Arbeitstag gern bequem machen möchten. Aber man kann sich durchaus bequem kleiden und trotzdem attraktiv aussehen. Sie müssen keineswegs alles bei *Victoria's Secret* einkaufen; es ist jedoch nichts dagegen einzuwenden, sich für seinen Partner oder seine Partnerin ein bisschen hübsch zu machen. Gammellook ist nicht sexy. Und wenn Sie zu Hause überhaupt nicht auf Ihr Äußeres achten, vermitteln Sie damit Ihrem Partner die Botschaft, dass Sie gar kein Interesse an Sex haben. Das gilt auch, wenn Sie sich in einen dicken Flanellschlafanzug hüllen. Im tiefsten Winter ist es in Ordnung, den Körper durch mehrere Kleidungsschichten vor Kälte zu schützen. Aber sobald die Temperaturen steigen, sollten Sie überflüssige Hüllen lieber im Schrank lassen.

Achten Sie auf Ihr Erscheinungsbild, wenn Sie Ihren Partner treffen.

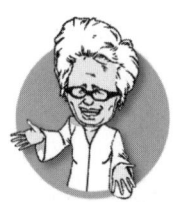

Nur weil einer von Ihnen ein bisschen sexy gekleidet ist, heißt das übrigens noch nicht, dass Sie an diesem Tag oder an diesem Abend Sex haben werden. Dasselbe gilt, wenn Sie sich innig umarmen, leidenschaftlich küssen oder sich gegenseitig den Rücken massieren. Dies alles kann dazu führen, dass Sie Sex haben – muss aber nicht. Solche Aktivitäten sorgen jedoch dafür, dass Sex in Ihrem Leben zunehmend präsent ist. Und langfristig hat dies zur Folge, dass Sie häufiger Sex haben.

Wenn ich sage, Sie sollten einander nicht für selbstverständlich nehmen, so bezieht sich das auch auf Dinge, die anscheinend gar nichts mit Sex zu tun haben. Das ist nämlich ein Irrtum. Ein Mann, der sein Baby wickelt, ist beispielsweise sexy. Nicht das Windelnwechseln an sich macht ihn attraktiv. Aber die Tatsache, dass er sich um seine Partnerin bemüht, indem er die elterlichen Pflichten mit ihr teilt. Die Liste der Aktivitäten, die sich positiv auf Ihr Sexualleben auswirken, schließt für Männer auch so banale Tätigkeiten mit ein wie Müllwegbringen, Wäschewaschen, Tischabdecken und Spülmaschineeinräumen. Alles, womit Sie zum Ausdruck bringen, dass Sie sich für Ihre Partnerin interessieren – selbst kleine Gesten –, gehört zum Gesamtplan »Sex hat Priorität«.

Setzen Sie sich zum Ziel, Ihrem Partner oder Ihrer Partnerin so oft wie möglich und auf jede nur erdenkliche Weise zu zeigen, dass er oder sie wichtig für Sie ist.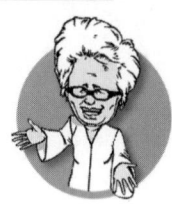

Die Rolle der Romantik

Männer können auch ohne Romantik eine sexuelle Beziehung eingehen. Bei Frauen ist das meistens anders. Es gibt zwar auch Frauen, die sich für einen Quickie begeistern können, aber selbst die brauchen manchmal etwas Romantik.

Romantik hilft einer Frau, locker zu lassen; sich zu erlauben, Sex zu einer Priorität zu machen. Ein romantischer Abend hüllt sie sozusagen in Liebe ein, sodass sie ihre Sorgen vergessen und sich ganz auf ihre sexuelle Erregung einlassen kann. Da Männer für Romantik nicht so empfänglich sind wie Frauen, messen sie ihr nicht so viel Bedeutung bei, wie sie verdient. Mit anderen Worten: Sie berücksichtigen diesen Aspekt entweder überhaupt nicht oder tun nur so, als seien sie romantisch. Ein derart oberflächliches Verhalten zerstört jedoch eher die Romantik, als sie zu fördern. Ab Seite 204 gehe ich auf dieses Thema ausführlich ein.

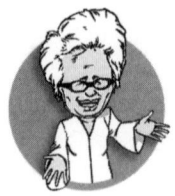

Wenn Sex im Leben eines Paares Priorität haben soll, muss der Mann akzeptieren, dass Romantik bestimmte Voraussetzungen erfordert.

Bleiben Sie realistisch

Dieses Thema taucht gleich in mehreren Kapiteln auf; einfach, weil es sehr wichtig ist. Viele Menschen erwarten, dass ihr Liebesleben sich so ähnlich abspielt wie in den Filmen, die sie aus Fernsehen oder Kino kennen. Das Problem dabei ist, dass selbst das, was Sie in den »Realityshows« sehen, die Wirklichkeit immer nur in verzerrter Form widerspiegelt. Wenn Sie sich mit den Darstellern aus Film und Fernsehen vergleichen, verfälschen Sie Ihren Blick auf das eigene Liebesleben. Sie erwarten ja auch nicht, dass plötzlich ein Zombie auftaucht, wenn Sie an einem Friedhof vorbeigehen; oder dass Sie von einem Außerirdischen entführt werden, wenn Sie sich abends schlafen legen. Genauso wenig sollten Sie davon ausgehen, dass Ihr Liebesleben sich so abspielen wird wie bei den Liebespaaren, die Sie auf der Leinwand oder dem Bildschirm sehen.

Sorgen Sie dafür, dass Ihr Liebesleben nicht all den Aktivitäten zum Opfer fällt, die Tag und Nacht jede kostbare Minute Ihres Lebens für sich vereinnahmen wollen. Sie müssen Sex zu einem Bestandteil Ihres Lebens machen, dem hohe Priorität gebührt. Der Liebesakt muss nicht unbedingt viel Zeit beanspruchen, aber er sollte mit einer gewissen Regelmäßigkeit stattfinden, damit Ihre Partnerschaft gesund bleibt. Überlassen Sie Ihr Liebesleben also nicht den Launen des Zufalls, sonst setzen Sie Ihre gesamte Beziehung aufs Spiel. Nehmen Sie stattdessen selbst die Initiative in die Hand: Auch wenn es in Ihrem Leben gerade noch so verrückt zugeht – sorgen Sie dafür, dass Sex immer dazugehört.

Geheimnis Nr. 2
Sie sollten sich selbst kennen

Für viele Menschen ist die erste sexuelle Erfahrung ein Vergnügen, das sie allein erleben. Viele Teenager haben ihren ersten Orgasmus, während sie sich selbst befriedigen. Doch bald darauf stellt sich das Bedürfnis ein, Teil eines Paares zu sein und Sex mit einem Partner oder einer Partnerin zu haben, und der Fokus wechselt vom einsamen Sex zum Sex zu zweit. (Das heißt natürlich nicht, dass Menschen, die in einer Paarbeziehung leben, nicht mehr masturbieren dürfen. Aber Selbstbefriedigung sollte nicht den Mittelpunkt Ihres Sexuallebens bilden. Mehr dazu lesen Sie ab Seite 230)

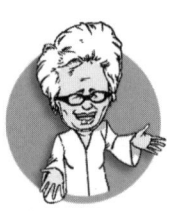 Grundvoraussetzung für ein erfülltes Liebesleben ist die Kenntnis der eigenen Bedürfnisse.

Abgesehen davon, dass Selbstbefriedigung Vergnügen bereitet und sexuelle Spannungen löst, kann man dabei auch viel lernen. Doch ob Sie nun masturbieren oder nicht: Bestimmte Grundkenntnisse in Bezug auf Ihre eigenen Sexualfunktionen sind unbedingt erforderlich. Sie sollten also wissen, wie Sie beim Sex reagieren. Das ist für beide Geschlechter sehr wichtig, vor allem jedoch für Frauen. Viele Mädchen, die zum ersten Mal mit einem Partner schlafen, haben anfangs Probleme damit, sexuelle Befriedigung zu erreichen (und manchmal setzen sich diese anfänglichen Schwierigkeiten auch im späteren Leben fort). Wenn eine Frau nicht weiß, was sie braucht, um zum Orgasmus zu kommen, kann sie nicht erwarten, dass ihr Partner das errät. Sollten Sie also Schwierigkeiten haben, beim Geschlechtsakt sexuelle Befriedigung zu finden, oder glauben, dass Ihr sexueller Motor nicht auf allen Zylindern läuft, suchen Sie bitte nicht bei Ihrem Partner nach einer Lösung des Problems, sondern zuerst bei sich selbst.

Probleme sind zum Lösen da

In manchen Fällen kann ein sexuelles Problem bei Männern und Frauen auf dieselbe Ursache zurückgeführt werden, zum Beispiel auf Stress. Häufig liegen aber unterschiedliche Ursachen vor. Manche Probleme treten sehr häufig auf, wie etwa der vorzeitige Samenerguss bei Männern; andere sind eher selten, beispielsweise Schmerzen während des Geschlechtsakts bei Frauen.

Liste der häufigsten sexuellen Probleme

Bei Männern
- Vorzeitiger Samenerguss
- Unfähigkeit, in einer oder mehreren sexuellen Situationen zu ejakulieren, insbesondere beim Geschlechtsakt
- Angst, zu versagen
- Abhängigkeit von Pornografie
- Psychischer Druck, der durch die Partnerschaft entsteht
- Psychischer Druck durch Faktoren außerhalb der Partnerschaft, beispielsweise Stress
- Probleme mit der sexuellen Identität
- Gesundheitliche Probleme wie Alkoholismus, Diabetes, Durchblutungsstörungen, Depressionen
- Nebenwirkungen von Medikamenten
- Unkenntnis bezüglich der Veränderungen, die mit zunehmendem Alter eintreten, insbesondere erektile Dysfunktion

Bei Frauen

- Unfähigkeit, einen Orgasmus zu bekommen (Anorgasmie)
- Schmerzen beim Geschlechtsverkehr
- Psychischer Druck, der durch die Partnerschaft entsteht
- Psychischer Druck durch Faktoren außerhalb der Partnerschaft, beispielsweise Stress
- Probleme mit der sexuellen Identität
- Gesundheitliche Probleme wie Alkoholismus, Diabetes, Durchblutungsstörungen, Depressionen
- Nebenwirkungen von Medikamenten
- Unkenntnis bezüglich der Veränderungen, die mit zunehmendem Alter eintreten, insbesondere bei Frauen nach der Menopause

Einige der Probleme, die ich oben aufgelistet habe, treten langfristig auf. Andere kommen und gehen. Was die Sache kompliziert macht, ist Folgendes: Angenommen, ein Mann kann seine Erektion während des Sexualaktes nicht aufrechterhalten. Dann hat er natürlich Angst, dasselbe könnte ihm beim nächsten Mal wieder passieren – und genau diese Sorge kann dazu führen, dass es tatsächlich zu dem befürchteten »Versagen« kommt, ganz unabhängig von der ursprünglichen Ursache. Diese Reaktion kann eine eindeutige Diagnose erschweren, weil man denkt, das ursprüngliche Problem sei die Ursache des aktuellen Versagens, während es in Wirklichkeit nur durch die Angst davor ausgelöst wurde.

Kein Platz für Grübeleien

Sollten Sie in einem dieser Teufelskreise gefangen sein, in dem die Angst davor, dass ein bestimmtes sexuelles Problem erneut auftauchen könnte, überhaupt erst dazu führt, dass es tatsächlich eintritt, dann versuchen Sie es beim nächsten Mal mit dem folgenden Trick: Konzentrieren Sie sich auf eine erotische Fantasie und verdrängen Sie damit Ihre negativen Gedanken. So haben die Sorgen keinen Platz mehr in Ihrem Kopf, und Sie können sich wieder voll und ganz dem Liebesspiel widmen.

Sexuelle Mythen

Manche sexuellen Probleme werden also dadurch ausgelöst, dass zuvor eine bestimmte Schwierigkeit aufgetreten ist. Andere beruhen auf Geschichten, die schlichtweg nicht stimmen. Beispielsweise gibt es viele Frauen, die nicht zum Orgasmus kommen, wenn sie mit ihrem

Partner schlafen. Sie glauben dann, sie hätten ein sexuelles Problem. Fakt ist aber: Bei vielen Frauen reicht der Sexualakt allein für einen Orgasmus nicht aus. Ein ähnlicher Mythos führt bei manchen Männern sogar dazu, dass sie Sex möglichst vermeiden: Sie glauben nämlich, ihr Penis sei zu klein, um bei einer Frau einen Orgasmus auszulösen. Dabei können über die Hälfte aller Frauen beim reinen Sexualakt schlichtweg keinen Orgasmus erleben, auch wenn der Penis ihres Partners noch so groß ist.

Herauszufinden, ob Sie tatsächlich ein gesundheitliches oder psychisches Problem haben oder ob Ihre Schwierigkeit lediglich auf sexueller Unkenntnis beruht, kann schwierig sein. Wenn Ihr Kummer darin begründet liegt, dass Sie an einen sexuellen Mythos glauben, lässt sich das Endergebnis möglicherweise nicht von einem tatsächlichen Problem unterscheiden. Aber in diesem Fall kann Ihnen sehr viel leichter geholfen werden, als wenn die Wurzel des Problems tiefer sitzt. Denn um Ihren Kummer loszuwerden, der durch sexuelle Mythen verursacht wurde, müssen Sie nichts weiter tun, als Ihre Kenntnisse über Sex und Ihren eigenen Körper zu erweitern. Sobald Sie zwischen einem realen Problem und einem Problem, das durch einen sexuellen Mythos verursacht wurde, unterscheiden können, werden Sie solchen Mythen nicht mehr zum Opfer fallen.

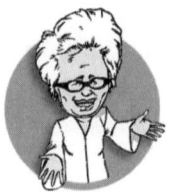

Sorgen Sie dafür, so viel wie möglich über Ihren Körper zu lernen. So können Sie Schwierigkeiten vermeiden, die nur auf sexuelle Unkenntnis zurückzuführen sind.

Wechselnde Mythen

Ein Grund, warum Sie ein Opfer sexueller Mythen werden könnten, ist, dass es immer wieder neue gibt, die Ihnen mit zunehmendem Alter zum Fallstrick werden können. Alle Männer und Frauen sind körperlichen Veränderungen unterworfen, wenn sie älter werden, und einige davon betreffen auch die Sexualfunktionen. Wenn Sie nun an der irrtümlichen Auffassung festhalten, Sie seien all diesen Veränderungen hilflos ausgeliefert und Ihr Sexualleben würde dadurch dauerhaft beeinträchtigt, dann richtet der Alterungsprozess diesbezüglich tatsächlich Schaden an. In Wahrheit können Sie jedoch lernen, mit diesen Veränderungen umzugehen – vorausgesetzt, Sie fallen nicht dem größten aller Mythen zum Opfer: Ihr Liebesleben sei ab einem gewissen Alter abgeschlossen. Viele Frauen glauben zum Beispiel, mit ihrem Sexualleben sei es vorbei, sobald sie in die Wechseljahre kommen. Aber das stimmt nicht! Und wenn ein Mann älter wird, kann er zwar irgendwann keine *psychogenen* Erektionen mehr bekommen (also Erektionen, die durch einen Reiz des Gehirns ausgelöst werden, nicht durch eine körperliche Stimulation), aber er kann trotzdem noch Erektionen haben. Er braucht einfach nur ein kleines »Vorspiel«. Wenn er das jedoch nicht weiß, erklärt er sich die fehlende Erektion vielleicht sogar damit, dass seine Frau eben nicht mehr attraktiv für ihn sei. Das ist einer der Gründe, warum so viele ältere Männer ihre erste Frau verlassen und sich eine zweite, jüngere suchen. Mehr zu diesen Veränderungen lesen Sie ab Seite 216. Ich erwähne sie hier nur, weil dieser Veränderungsprozess selbst zwar kein Mythos ist, wohl aber die Hoffnungslosigkeit, die angeblich daraus folgen muss.

Der erste Schritt

Ob Sie nun Opfer eines Mythos sind oder tatsächlich eine sexuelle Dysfunktion haben: Der erste Schritt zur Lösung besteht immer darin, das Problem überhaupt zu erkennen. Im Viktorianischen Zeitalter empfahl eine Mutter ihrer Tochter vor der Hochzeitsnacht: »Leg dich einfach hin und denk an England!« Damit gab sie ihr zu verstehen, dass eine Frau von Sex keinerlei Genuss zu erwarten habe. Auch das ist so ein Mythos. Tatsache ist dagegen: Jede Frau kann Sex genießen. Wenn man allerdings die Einstellung hat, Sex könne niemals ein lustvolles Erlebnis sein, wird dies zu einer sich selbst erfüllenden Prophezeiung.

Wenn Sie Ihr Sexualleben als weniger befriedigend erleben, als es Ihrer Meinung nach sein sollte, finden Sie sich nicht einfach damit ab. Ändern Sie vielmehr Ihre Einstellung und gehen Sie davon aus, dass Sie sehr wohl etwas verbessern können. Der erste Schritt besteht darin, Ihr Sexualleben unter die Lupe zu nehmen, um herauszufinden, ob es sich auf einem angemessenen Niveau befindet. Selbstverständlich lässt sich immer etwas verbessern. Aber hier wende ich mich an jene, deren Sexualleben eindeutig noch nicht einmal ein Minimum an sexueller Befriedigung bietet.

Leugnen ist zwecklos

In meiner Privatpraxis habe ich häufig mit Menschen zu tun, die ihre Schwierigkeiten einfach nicht wahrhaben wollen. Und natürlich kann man ein Problem nicht lösen, solange man sich weigert zuzugeben, dass man überhaupt eins hat.

Bill und Jean

Bill gehörte zu den Männern, die mit vorzeitigem Samenerguss zu kämpfen haben. Er konnte seine Erektion beim Sex einfach nicht länger als wenige Minuten halten und hatte dann bereits einen Orgasmus. Damit war für ihn die Sache erledigt, sodass die sexuellen Bedürfnisse seiner Frau Jean regelmäßig unbefriedigt blieben. Jean bat ihn darum, sich Hilfe zu suchen, um sein Problem zu lösen. Aber Bill weigerte sich zuzugeben, dass es überhaupt ein Problem gab. Irgendwann hatte Jean genug von einem Partner, der sich nicht im Geringsten darum bemühte, sie zu befriedigen – und verließ ihn.

Viele Männer wollen nicht zugeben, dass sie auf dem einen oder anderen Gebiet etwas nicht können – ob es nun darum geht, ihren Orgasmus zu kontrollieren, einen Wasserhahn zu reparieren oder nach dem Weg zu fragen. Deshalb machen sie am Ende immer wieder dieselben Fehler. Männer müssen lernen, sich einem Problem zu stellen, anstatt den Kopf in den berühmten Sand zu stecken. Sobald man zugibt, dass man Schwierigkeiten in einem bestimmten Bereich hat, kann man auch lernen, sie zu bewältigen.

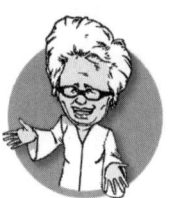

Stehen Sie zu Ihren Schwächen, damit Sie anfangen können, an ihnen zu arbeiten.

Was man noch falsch machen kann

Es gibt eine lange Liste mit Fehlern, die negative Auswirkungen auf unser Sexualleben haben können.

Ed und Fran

Ed arbeitete für einen Autohändler, der amerikanische Autos verkaufte. Es hatte Zeiten gegeben, da hatte er richtig gut verdient, aber als die amerikanischen Kunden ihr Kaufinteresse verstärkt ausländischen Modellen zuwandten, sackten die Verkaufszahlen in seinem Autohaus allmählich in den Keller. Ed erhielt nicht nur weniger Provisionen; er wusste auch, dass sich zu viele Verkäufer auf dem Parkett tummelten. Und da er zu den Älteren gehörte, fürchtete er, bald entlassen zu werden.

Monatelang konnte Ed an nichts anderes mehr denken. Er war in dem Glauben aufgewachsen, der Mann müsse die Brötchen für seine Familie verdienen. Und er schämte sich einfach zu sehr, um mit seiner Frau diese Sorgen zu besprechen. Außerdem hatte er ihrem wiederholt geäußerten Rat, aus der Automobilbranche auszusteigen, keine Beachtung geschenkt. Das hinderte ihn zusätzlich daran zuzugeben, dass er kurz vor der Entlassung stand. Aufgrund seiner Sorgen nahm sein Bedürfnis nach Sex stark ab. Er unternahm mehrmals den Versuch, mit Fran zu schlafen, doch obwohl er anfangs eine Erektion hatte, fiel sie in sich zusammen, sobald er an seine Arbeitsplatzsituation dachte. Deshalb fing er an, Sex mit Fran überhaupt zu vermeiden. Da sie die Ursache nicht kannte, die diesem abrupten Ende ihres Sexuallebens zugrunde lag, keimte in ihr der Verdacht, er hätte eine Affäre. Ihre Beziehung verschlechterte sich zusehends. Schließlich blafften sie sich ohne jeden ersichtlichen

Grund an und erwiesen einander keinerlei Zeichen der Zuwendung mehr: Ed, weil er nicht wollte, dass es zum Sex kam und er erneut versagte; und Fran, weil sie einfach wütend auf ihn war.

Drohender Jobverlust kann dazu führen, dass ein Mann die Lust auf Sex verliert. Aber es gibt noch andere Faktoren, die einen Keil zwischen zwei Partner treiben können, obwohl das eigentliche Problem ganz woanders liegt. Möglich wäre etwa das folgende Szenario: Eine Frau arbeitet genauso lange wie ihr Mann, muss sich aber zusätzlich um den gesamten Haushalt kümmern. Sie ärgert sich sehr darüber, aber da sie in einer Familie aufgewachsen ist, in der die Mutter sämtliche Haushaltspflichten übernommen hat, protestiert sie nicht gegen diese Ungerechtigkeit. Während der Mann gar nicht merkt, dass seine Frau wütend ist, weil er seinen Teil der Last nicht übernimmt, vergräbt *sie* sich in ihrem Groll. Mit dem Ergebnis, dass sie nie das Bedürfnis hat, mit ihm zu schlafen.

In beiden Beispielen war das Sexualleben der Ehepartner nur noch ein einziger Trümmerhaufen. Aber anders als bei Bill und Jean hing dies bei Ed und Fran nicht mit der Art und Weise zusammen, wie die beiden Sex hatten, sondern mit äußeren Faktoren, die mit ihrem Sexualleben gar nichts zu tun hatten. Doch wie bei jedem sexuellen Problem können die betroffenen Partner die notwendigen Änderungen erst vornehmen und ihr Sexualleben auf diese Weise wieder in Gang bringen, nachdem sie die eigentliche Ursache herausgefunden haben. Leider führt ein Zusammenbruch des Sexuallebens häufig zum Scheitern der gesamten Beziehung.

Beide Situationen – wie übrigens die meisten Beziehungsprobleme – lassen sich jedoch durchaus wieder geradebiegen. Allerdings nur, wenn beide Partner sich das Problem eingestehen und gemeinsam an einer Lösung arbeiten. Mit anderen Worten: Wenn Sie vor Ihrem Partner sämtliche Hüllen fallen lassen und alle möglichen intimen Handlungen mit ihm gemeinsam durchführen, dann müssen Sie sich auch offen zu Ihren Gefühlen, Bedürfnissen und Ihrem Versagen bekennen. Und dazu müssen Sie sich dies alles erst einmal selbst eingestehen.

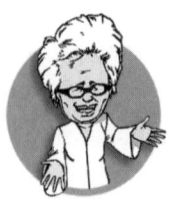

Um den Sex mit Ihrem Partner uneingeschränkt genießen zu können, müssen Sie sich zu Ihren Fehlern bekennen.

Seien Sie ehrlich

Manchmal ist es sehr schwer, wenn nicht sogar unmöglich, mit seinem Partner offen über negative Aspekte des gemeinsamen Sexuallebens zu sprechen. Auf jeden Fall sollten Sie sich das Problem aber selbst eingestehen. Angenommen, ein Mann schläft nicht mehr mit seiner Frau, weil er es einfach nicht lassen kann, sich Pornos im Internet anzuschauen und dabei zu masturbieren. Ich bin zwar nicht der Ansicht, er sollte seiner Frau den wahren Grund für seine abweisende Haltung mitteilen, meine aber, dass er sich sagen sollte: »Wenn ich weiterhin meine ganze sexuelle Energie durch Selbstbefriedigung verausgabe, wird meine Frau es bald satthaben, eine Ehe zu führen, in der kein Sex mehr stattfindet, und ich werde sie verlieren.« An diesem Punkt sollte sein nächster Gedanke sein: »Ich muss einen Weg finden, wie ich mich selbst davon abhalten kann, so viel zu masturbieren.«

Ehrlich zu sein – sich selbst und dem Partner gegenüber – ist also ganz entscheidend für ein gutes Liebesleben. Aber man kann auch *zu* ehrlich sein. Bestimmte Erinnerungen, Fantasien und Wünsche, die in unserem Kopf herumschwirren, sollten besser bleiben, wo sie sind. Es gibt ja diese verrückte Idee, jeder müsse seinen Seelenpartner finden und vor diesem Menschen dann sein gesamtes Innenleben ausbreiten. Ob es so einen Seelenpartner gibt oder nicht, sei dahingestellt. Fest steht aber, dass kein Mensch immun ist gegen Schwächen wie Eifersucht und Vorurteile. Wenn Sie zum Beispiel darauf bestehen, Ihrem aktuellen Partner alles zu erzählen, was Sie mit Ihren vorigen Partnern im Bett gemacht haben, dann kann ich Ihnen garantieren, dass die Reaktion darauf nicht durchweg positiv ausfallen wird. Sie könnte sogar so negativ sein, dass die Beziehung daran zerbricht. Das gilt auch, wenn Sie sich zu einer bestimmten sexuellen Vorliebe bekennen, die Ihr Partner vielleicht abscheulich findet. Lassen Sie bei Gesprächen über sexuelle Themen also Besonnenheit walten. Wenn Sie nicht hundertprozentig sicher sind, dass Ihr Partner Ihre »Enthüllung« akzeptieren wird, bewahren Sie diese Information lieber weiterhin ausschließlich in Ihrem Gehirn auf und hüten Sie Ihre Zunge.

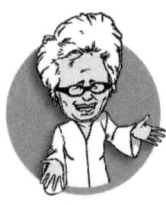

Überlegen Sie sich gut, ob Sie bestimmte sexuelle Angelegenheiten mit Ihrem Partner besprechen oder nicht.

Ein wichtiger Hinweis

An dieser Stelle möchte ich Ihnen etwas Wichtiges sagen: Sie müssen sich Ihr Problem unbedingt eingestehen, wenn es Ihre Beziehung ernsthaft beeinträchtigt. Manche Menschen sind beispielsweise deswegen nicht ehrlich zu sich selbst, weil sie nicht wissen, was sie nach diesem Eingeständnis tun sollen. Deshalb entscheiden sie sich für den ihrer Ansicht nach leichteren Weg – sie tun so, als hätten sie eigentlich gar kein Problem. Worauf ich an dieser Stelle hinauswill, ist Folgendes: Wenn Sie ein Problem haben, mit dem Sie allein nicht fertig werden, dann gibt es Möglichkeiten, sich helfen zu lassen. Sie müssen mit dieser Situation nicht allein zurechtkommen. Häufig können Sie ein Problem gar nicht allein lösen, deshalb müssen Sie sich um professionelle Hilfe bemühen. Vielleicht brauchen Sie einen Sexualtherapeuten, einen Paar- oder Eheberater. Das kommt ganz auf das Problem an. Es könnte sich auch um Alkoholismus oder Drogensucht handeln, dann wäre ein Berater erforderlich, der sich auf diesem Gebiet auskennt.

Wenn es ein Problem gibt, bei dem Sie das Gefühl haben, dass Sie es nicht alleine lösen können, suchen Sie sich professionelle Hilfe, anstatt es zu ignorieren.

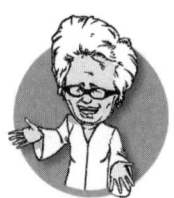

Meine Methode

In meiner Privatpraxis arbeite ich nach der sogenannten *Verhaltenstherapie*. Ich verbringe also nicht eine Sitzung nach der anderen damit herauszufinden, welches Ereignis in der Kindheit meines Patienten möglicherweise das Problem ausgelöst hat, mit dem er zu mir gekommen ist. Dieser Ansatz entspricht weder meiner Ausbildung noch meiner Persönlichkeit: Ich bin nämlich ein sehr ungeduldiger Mensch und möchte sofort Resultate sehen. Deshalb arbeite ich lieber mit den Methoden der Verhaltenstherapie, für die ich auch ausgebildet bin. Wenn Sie in meine Praxis kämen, würde ich Ihnen daher »Hausaufgaben« aufgeben; praktische Aufgaben, die dazu führen, dass Sie Ihr Verhalten ändern – und zwar innerhalb kurzer Zeit. Nach wenigen Sitzungen sollten bereits Fortschritte zu verzeichnen sein. Sie müssen also keine Angst davor haben, eine langfristige Verpflichtung einzugehen, falls Sie sich für eine Therapie entscheiden. Es kommt immer darauf an, welche Art der Therapie Sie auswählen.

Da nicht jede Krankenversicherung die Kosten für einen Therapeuten oder eine Therapeutin wie mich übernimmt, zögern viele Paare auch aus Angst vor den Kosten, sich Hilfe zu suchen. Kurzfristig mag das zwar die preiswertere Lösung sein, langfristig trifft jedoch genau das Gegenteil zu: Sollte es mit Ihrer Beziehung nämlich weiterhin bergab gehen, könnte das Ganze schließlich auf eine Scheidung hinauslaufen. Und was das für Sie beide sowohl an finanzieller als auch an seelischer Belastung bedeutet, steht in keinem Verhältnis zu dem Betrag, den Sie für ein paar Therapiesitzungen aufbringen müssten.

Ihr Sexualleben auf dem Prüfstand

Wenn ein Paar in meine Sprechstunde kommt, überprüfe ich bei jedem Partner, wie es jeweils um sein Sexualleben bestellt ist. Ich spreche mit jedem einzeln, weil Menschen in Gegenwart ihres Partners nie ganz aufrichtig sind. (Das ist natürlich auch keine absolute Garantie dafür, dass ich nur ehrliche Antworten bekomme. Aber die Chancen stehen besser, wenn das Gespräch unter vier Augen stattfindet.) Ich stelle sehr persönliche Fragen, um festzustellen, wie es mit dem Liebesleben des Paares konkret aussieht. Vielleicht entscheiden Sie sich ja dafür, einen Sexualtherapeuten aufzusuchen und sich diesem Prozess zu unterwerfen. Im Moment möchte ich einfach, dass Sie diese Prüfung bei sich selbst durchführen.

Nehmen Sie sich etwas Zeit, in der Sie allein sein können, und fragen Sie sich selbst: Wie verhalten Sie sich vor, während und nach dem Sex; was tun Sie, wie tun Sie es? Sie können Ihre Antworten aufschreiben, wenn Sie das für hilfreich halten, aber Sie müssen es nicht. Das Einzige, was Sie brauchen, ist eine vollkommen aufrichtige Unterredung mit sich selbst – Wunschdenken ist hier fehl am Platz! Ich fordere Sie nicht dazu auf, sich vorzustellen, wie es wohl wäre, mit Ihrem Lieblingsfilmstar Sex zu haben. Ihr Hauptaugenmerk sollte darauf gerichtet sein, wie Sie sich selbst beim Sex verhalten, auch wenn es sich kaum vermeiden lässt sich vorzustellen, welche Rolle Ihr Partner bei dem Ganzen spielt. Denn Sie können Ihren Partner zwar eventuell bitten, etwas an seinem oder ihrem Verhalten zu ändern – die einzigen Verhaltensänderungen jedoch, die einzig und allein in *Ihrer* Hand liegen, betreffen Ihre eigenen Handlungen oder Reaktionen.

Denken Sie jetzt bitte nicht, Sie müssten alles ändern, was sich möglicherweise negativ auf Ihr Sexualleben auswirken könnte. Angenommen, Ihr Partner bittet Sie um oralen Sex, und Sie finden den Gedanken absolut ekelerregend. Dann haben Sie das Recht, ihm diesen Wunsch abzuschlagen. Ist oraler Sex allerdings die einzige Möglichkeit, wie Ihr Partner zum Orgasmus kommen kann, müssen Sie gemeinsam eine Lösung suchen. Doch wie gesagt: Ehe Sie irgendwelche Kompromisse schließen können, müssen Sie sich zuerst mit dem eigentlichen Problem befassen.

Niemand ist vollkommen

Wenn Sie nun eine halbe Stunde darüber nachgedacht haben, wie es um Ihre sexuellen Fähigkeiten bestellt ist, und nicht einen einzigen Mangel finden konnten, dann haben Sie sich nicht richtig angestrengt.

Niemand ist vollkommen, und das gilt ganz besonders im Hinblick auf die Fähigkeit, auf die Bedürfnisse des Partners einzugehen. Ich möchte nicht nur, dass *Sie* herausfinden, ob Sie mit der Art und Weise zufrieden sind, wie Sie Sex haben, sondern auch, ob Ihr *Partner* damit zufrieden ist.

Und wenn Sie diese Frage nicht beantworten können? Dann liegt genau hier der erste Hase im Pfeffer: Sie sollten beide miteinander über Ihr Liebesleben sprechen. Zumindest sollten Sie wissen, ob Ihr Partner sexuelle Befriedigung findet. Einige Frauen täuschen einen Orgasmus nur vor, und daher sind manche Männer der aufrichtigen Überzeugung, alles laufe bestens. In Wirklichkeit erlebt ihre Partnerin den Sex aber längst nicht so lustvoll, wie dies möglich wäre. Vielleicht genießt sie das Liebesspiel sogar überhaupt nicht! Bis zu einem gewissen Grad könnte man diesen Männern verzeihen – andererseits sind die meisten Frauen keine so großartigen Schauspielerinnen… Ich gehe jedenfalls jede Wette ein, dass die meisten Männer wissen, ob ihre Partnerin nur so tut als ob oder nicht.

Mit ganz kleinen Schritten

Einen Grund, warum Menschen ihre Probleme beschönigen, habe ich Ihnen bereits genannt. Hier ist ein weiterer – er trifft auf Menschen zu, die gleich eine ganze Reihe von Problemen haben: die Sorge, sie müssten diese Probleme alle auf einmal lösen. Dabei reichen auch schon Minischritte aus! Menschen ändern sich nicht so leicht, und körperliche Veränderungen sind vielleicht sogar unmöglich. (Mir ist es jedenfalls nie gelungen herauszufinden, wie man größer werden kann als 1,40 Meter...) Sie müssen bereit sein, etwas zu ändern; wie erfolgreich Sie allerdings dabei sein werden – vor allem am Anfang –, das steht auf einem ganz anderen Blatt. Veränderungen durchzuziehen (vorausgesetzt, sie sind überhaupt möglich) erfordert Zeit, Geduld und vernünftige Ziele. Mit anderen Worten: Es ist ein Prozess in kleinen Schritten. Wer drastische Veränderungen von sich verlangt, löst damit starke Angstgefühle in sich aus und ist zwangsläufig zum Scheitern verurteilt. Aber eine oder zwei kleine Änderungen umzusetzen ist möglich und wird Sie mit der erforderlichen Zuversicht erfüllen, um noch weitere Schritte in Angriff zu nehmen. Schreiben Sie also ruhig all Ihre kleinen Fehler auf. Zum einen fällt die Entscheidung für ein oder zwei Probleme, denen man sich widmen will, leichter, wenn man aus einer langen Liste wählen kann. Zum anderen ist es schwerer, sich zu motivieren und an einer Lösung zu arbeiten, wenn man nur ein großes Problem vor sich hat: Denn es liegt auf der Hand, dass man nur langsam Fortschritte erzielen wird.

Fehler annehmen

Während Sie Ihre Liste schreiben, wird Ihnen wahrscheinlich einiges auffallen, das Sie in Ihrem Liebesleben falsch machen. Dieser Teil der Liste kann lang oder kurz sein, aber es wird Bereiche geben, bei denen Ihnen bewusst wird: »Hier liegt der Fehler bei mir.« Nun müssen Sie Ihrem Partner nicht Ihre gesamte Liste mit all der Schmutzwäsche präsentieren, aber ein paar Punkte sollten Sie ihm schon nennen. Denn wenn Sie einen Fehler zugeben, wirkt sich das positiv auf die Einstellung Ihres Partners aus. Vergessen Sie nicht, dass Sie einander lieben und beide in derselben Mannschaft spielen – wir reden hier nicht von einem Boxkampf. Indem Sie sich selbst ein bisschen verletzlich machen und Ihren Schutzschild ablegen, machen Sie genau das, was beim Sex stattfinden sollte: Denn nie sind Sie verletzlicher, als wenn Sie einen heftigen Orgasmus erleben und alles um sich herum vergessen. Genau in diesem Moment könnte der sprichwörtliche Güterzug die Wand Ihres Schlafzimmers durchbrechen und über Sie hinwegdonnern – Sie wären unfähig, ihm auszuweichen. Wenn Sie also an dieser Stelle auch etwas Verletzlichkeit zeigen, so ist das ein positiver Schritt. Sie versuchen hier nicht als Individuen zu punkten. Sie beide erhöhen vielmehr Ihre gemeinsame Punktzahl, indem Sie sich darauf einigen, gegenseitig Anpassungen in Ihrem Sexualleben vorzunehmen.

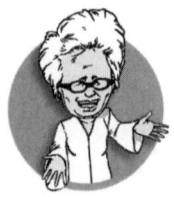

Übernehmen Sie die Verantwortung für Ihre Fehler.

Ursachenforschung

Während Sie Ihr Sexualverhalten unter die Lupe nehmen, sollten Sie sich nicht nur auf die Themen konzentrieren, die offenkundig mit Sex zu tun haben.

Mandy und David

David war Buchhalter. Seine Arbeit war zwar stressig, aber nicht körperlich anstrengend. Und da er morgens eine Dusche brauchte, um richtig wach zu werden, war dies ein fester Bestandteil seines Tagesablaufs. Doch an manchen Abenden, vor allem im Sommer, roch er ein bisschen nach Schweiß. Seine Frau Mandy fand das abstoßend und machte auch keinen Hehl daraus. Er tat ihre Kritik jedoch einfach ab. Seiner Meinung nach roch er nicht wirklich stark nach Schweiß; seine Achselhöhlen strömten nur einen leicht stechenden Geruch aus. Das Problem aber war, dass seine Achselhöhlen beim Sex irgendwann genau auf der Höhe von Mandys Nase waren, und deshalb störte sie dieser Geruch, auch wenn er nicht sehr stark war. Sie fing an, Sex mit ihm zu vermeiden, und er konnte nicht glauben, dass das an so einer Kleinigkeit wie ein bisschen Körpergeruch liegen sollte. Schließlich erschienen die beiden in meiner Sprechstunde.

Die Lösung des Problems war nicht schwer: Ich sagte David, er könne weiterhin morgens duschen, sollte sich aber abends vor dem Zubettgehen unter den Achseln waschen. Zuerst sträubte er sich, war aber dann bereit, es zwei Wochen lang zu versuchen. Und als er merkte, wie positiv sich seine neue Gewohnheit auf sein Liebesleben auswirkte, wurde das abendliche Waschen der Achselhöhlen einfach ein selbstverständlicher Teil seiner Abendtoilette – genauso wie Zähneputzen.

Dieses Problem war also leicht zu lösen. Manchmal ist es allerdings etwas komplizierter. Männer sehen gern den nackten Körper ihrer Partnerin; sie brauchen das sogar, um erregt zu werden. Aber manche Frauen lassen das nicht zu, weil sie ein geringes Selbstwertgefühl haben. Auch wenn er ihr noch so oft sagt, dass er sie sexy findet, behält sie in seiner Gegenwart lieber die Kleidung an und besteht darauf, beim Sex das Licht auszuschalten. Er wird dieses Problem bestimmt mit auf die Liste der Themen setzen, die diskutiert werden müssen; aber es könnte sein, dass seine Partnerin damit allein nicht zurechtkommt. Hinter Minderwertigkeitsgefühlen können sehr komplizierte Geschichten stecken. Und möglicherweise ist eine Therapie erforderlich, um diese Minderwertigkeitskomplexe zu überwinden. Heißt das, ein Paar kann in einem solchen Fall gar nichts unternehmen? Keineswegs.

Sie war vielleicht bisher der Ansicht, eine Therapie zur Überwindung ihrer Minderwertigkeitsgefühle sei Geldverschwendung. Wenn ihr jedoch klar wird, wie wichtig es für ihren Partner ist, sie nackt zu sehen, können beide sich möglicherweise darauf einigen, einen bestimmten Betrag in eine solche Therapie zu investieren. Und schon bevor sie diesen Schritt unternehmen, könnte sie eventuell zustimmen, beim Sex eine Glühbirne mit geringer Wattzahl einzuschalten oder eine Kerze anzuzünden, was sein Problem schon etwas lindern würde. Aber sie werden nur dann zu diesen Lösungen kommen, wenn sie über das Problem reden, das sich eigentlich dahinter verbirgt.

Der Angstfaktor

Ein begrenztes Budget ist nicht der einzige Grund, warum Menschen sich lieber nicht mit bestimmten Schwächen in ihrem Sexualleben befassen. Ein anderes sehr häufiges Motiv ist Angst. Genauer gesagt: *die Angst zu versagen.* Wenn ein Mann vorzeitig ejakuliert und zugibt, dass das ein Problem für ihn und seine Partnerin ist, dann ist er verpflichtet, dieses Problem zu lösen – und er hat panische Angst davor, dass ihm das nicht gelingen könnte.

Erinnern Sie sich noch, wie Sie als Kind am besten mit dem Monster fertig wurden, das im Schrank oder unter

Ihrem Bett auf Sie lauerte? Sie haben einfach das Licht an-
gemacht und sich davon überzeugt, dass gar kein Monster da war. Mit den Ängsten in Bezug auf Sex funktioniert es genauso. Und wissen Sie, was hier das Licht ist?
Fachwissen. Vorzeitiger Samenerguss ist eine *erworbene*
Unfähigkeit. Für einige Männer ist es sicher sehr schwierig, dieses Problem zu überwinden, aber es ist möglich.
Und genauso gibt es ein Heilmittel für fast jedes andere
Problem, das mit dem Sexualakt zusammenhängt. Sie
müssen vielleicht etwas Willenskraft aufbringen, aber Sie
können das Problem lösen oder wenigstens mit dem Schaden zurechtkommen, den dieses Problem in Ihrem Sexualleben anrichtet. Ich führe immer noch meine Privatpraxis
und helfe jede Woche Menschen, ihre sexuellen Probleme
zu lösen. Ich weiß also, dass es funktioniert.

Hilfe vom Profi

Wenn Sie nicht mehr so gut sehen können wie früher, gehen Sie zu einem Augenarzt; und wenn Sie Zahnschmer-
zen haben, vereinbaren Sie einen Termin bei Ihrem Zahnarzt. Worauf ich hinauswill, ist Folgendes: Wenn Sie
erkennen, dass Sie ein sexuelles Problem haben, mit dem
Sie allein nicht zurechtkommen, dann gibt es Fachleute,
die Ihnen helfen können.

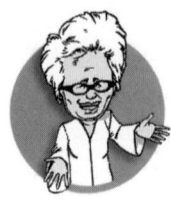

Wenn Sie professionelle Hilfe brauchen, weil Sie ein sexuelles Problem haben, dann holen Sie sich diese Hilfe.

Zwischen einem Sexualtherapeuten und einem Augenarzt oder einem Zahnarzt gibt es allerdings einen ganz entscheidenden Unterschied: Wenn Ihr Sehvermögen korrigiert werden muss, bekommen Sie künstliche Linsen. Ein Zahnarzt füllt vielleicht ein Loch im Zahn oder setzt eine Krone ein. Mit anderen Worten – Sie spielen bei der Lösung des Problems eine passive Rolle. Zumindest sobald Sie auf dem Behandlungsstuhl sitzen. Wenn es jedoch um Ihre sexuelle Gesundheit geht, so würde ich Ihnen als Therapeutin Hausaufgaben geben, mit deren Hilfe Sie innerhalb kurzer Zeit ein neues Sexualverhalten einüben können. Es läge dann ganz in Ihrer Hand, ob Sie meinen Anweisungen folgen. Sie würden aktiv daran mitarbeiten, die Art und Weise, wie Sie das Liebesleben mit Ihrem Partner gestalten, zu verändern.

Sie könnten also nicht tatenlos dasitzen und hoffen, auf diese Weise Ihr Liebesleben wieder auf Vordermann zu bringen. Wie schon erwähnt sind die Hausaufgaben, die Sie von mir bekommen, nicht mit denen zu vergleichen, die Ihr Lehrer in der sechsten Klasse ausgeteilt hat. Da viele Menschen mit dem Begriff *Hausaufgaben* negative Gefühle verbinden, sollte ich ihn vielleicht gar nicht verwenden. (Manchmal fordere ich meine Patienten sogar auf, ihre Aufgaben gar nicht zu Hause zu erledigen, sondern lieber in einem nahe gelegenen Hotel...) Wie dem auch sei, Sie werden sich jeweils aktiv daran beteiligen müssen, wenn Sie Ihr sexuelles Problem lösen möchten. Es reicht nicht, nur eine Selbstanalyse vorzunehmen. Sie müssen anschließend auch ein paar Anstrengungen unternehmen, um die entdeckten Mängel in Ihrem Sexualleben zu beseitigen. Das klingt vielleicht etwas beängstigend – wenn Sie jedoch die Menschen fragen würden, denen ich geholfen habe, könnten Ihnen alle bestätigen, dass sich die Anstrengung eindeutig lohnt.

Bleiben Sie dran

Die Selbstanalyse sollte kein einmaliges Ereignis bleiben. Sie verändern sich im Lauf der Jahre, dasselbe gilt für Ihren Partner. Vielleicht haben Sie irgendwann auch einen neuen Partner, oder sogar zwei. (Hoffentlich nicht, wenn Sie verheiratet sind...) Ebenso, wie Sie regelmäßig Ihren Hausarzt aufsuchen, um sich auf Herz und Nieren prüfen zu lassen, sollten Sie auch Ihr Liebesleben immer mal wieder einem Check-up unterziehen. Haben Sie Ihre Sache beim ersten Mal gut gemacht, dürfte es Ihnen die nächsten Male leichter fallen. Und Sie werden auch schneller herausfinden, was in Ordnung gebracht werden muss. Hat sich Ihr Leben seit dem letzten Mal in vielerlei Hinsicht verändert, müssen Sie eventuell größere Anpassungen vornehmen.

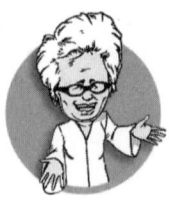

Überprüfen Sie Ihr Liebesleben in regelmäßigen Abständen.

Die Dynamik, mit der Sie und Ihr Partner auf die Veränderungen in Ihrem Sexualleben reagieren, kann sehr fließend sein. Das sollten Sie sich klarmachen. Wenn Ihr Partner bemerkt, dass Sie einige positive Änderungen umgesetzt haben und daran festhalten, ist er oder sie vielleicht bereit, weitere Kompromisse einzugehen, wenn Sie das nächste Mal über Ihr Liebesleben sprechen. Wenn Sie Ihren guten Willen gezeigt haben, wird Ihr Partner sein Verhalten in Zukunft auch eher ändern. Seien Sie immer offen für positive Veränderungen – Sie werden feststellen, dass Ihr Sex dann jedes Jahr besser wird.

Keine Panik!

Das Wichtigste bei diesem ganzen Prozess der Selbster-
kenntnis ist, alles in die richtige Perspektive zu rücken.
Egal, was passiert: Geraten Sie nicht in Panik! Wenn Ihr
Sexualleben einfach nur Durchschnitt ist, können Sie es
verbessern. Und wenn es miserabel ist, bleibt umso mehr
Spielraum für Verbesserungen – die Wahrscheinlichkeit,
dass es besser wird, ist also sogar noch größer. Die ganze
Aktion kann jedoch in dem Moment nach hinten losgehen, wenn Sie sich selbst zu sehr unter Druck setzen.

Diese Gefahr besteht vor allem, wenn Sie Ihr Leben
mit dem vergleichen, was im Kino oder im Fernsehen gezeigt wird. Was Sie auf dem Bildschirm sehen, stammt aus
irgendeinem Drehbuch – das gilt übrigens auch für die
meisten »Realityshows«. Außerdem sorgen Spezialeffekte
und jede Menge andere Tricks dafür, dass Sie den Film
spannend finden. Das heißt nicht, dass Sie sich solche
Filme nicht anschauen sollten. Sie sollten Ihr Leben nur
nicht mit der Fantasievorstellung irgendeines Regisseurs
vergleichen.

Bis zu einem gewissen Grad gilt das auch für das Leben
der Stars dieser Filme. Da so viele Stars in einer Entzugs-
klinik landen, liegt eigentlich auf der Hand, dass man diese
Berühmtheiten nicht nachahmen sollte (es sei denn, wir
reden hier über mich – dagegen wäre natürlich überhaupt
nichts einzuwenden!). Viele Menschen meinen, wenn sie

ihrem Lieblingsstar auf irgendeine Weise nacheifern und sich beispielsweise ähnlich kleiden oder dasselbe Parfüm benutzen, dann könnten sie auch bedenkenlos sein Verhalten kopieren. Das ist eine völlige Fehleinschätzung: Prominente haben viel mehr Geld und können sich daher Dinge erlauben, die »normale« Menschen lieber bleibenlassen. Eine berühmte Persönlichkeit muss vielleicht viel Geld für eine Scheidung hinblättern, aber sie kann aus einem so großen Topf schöpfen, dass sie ihren gewohnten Lebensstil trotzdem beibehalten kann. Wenn »normale« Menschen aber eher zu einer Scheidung tendieren, anstatt ernsthafte Anstrengungen zu unternehmen, ihre Beziehung in Ordnung zu bringen, zahlen sie vielleicht für den Rest ihres Lebens den Preis dafür. Berühmtheiten können auch ihr Kind oder ihre Kinder alleine großziehen, weil sie die Kinderbetreuung problemlos finanzieren können, was bei einem Durchschnittsbürger nicht der Fall ist.

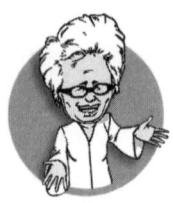

Bleiben Sie mit Ihren Erwartungen auf dem Boden der Realität, anstatt sich an der Fantasiewelt Hollywoods zu orientieren.

Selbst kleine Änderungen zahlen sich aus

Wenn Sie lieber in einer Fantasiewelt leben wollen, anstatt kleine Änderungen in Ihrem Leben vorzunehmen, werden Sie damit nicht sehr glücklich werden. Jede kleine Veränderung – und sei sie noch so minimal – wird sich dagegen positiv auswirken. Genauso, wie sich selbst kleine Geldbeträge auf einem Sparkonto aufgrund von Zins und Zinseszins, wie durch Zauberhand, schließlich in eine stattliche Summe verwandeln. Die Zinsen summieren sich, und nach einer Weile ist aus den paar Cents ein großer Betrag geworden. Das gilt auch für kleine positive Veränderungen, die Sie in Ihrer Beziehung vornehmen. Wenn Sie im Lauf der Jahre kontinuierlich kleine Verbesserungen einführen, wird Ihre Beziehung insgesamt immer besser werden. Wie wird dieses Prinzip sich wohl auswirken, wenn Sie nur negative Veränderungen vornehmen? Dreimal dürfen Sie raten …

Der erste Schritt

Sie müssen meine Geheimtipps nicht in einer bestimmten Reihenfolge umsetzen. Am Anfang sollte allerdings die *Selbstanalyse* stehen. Vergeuden Sie also keine kostbare Zeit: Sobald Sie können, nehmen Sie sich etwas Zeit, um über Ihr Sexleben nachzudenken. Und aus dem, was Sie dabei entdecken, werden sich die nächsten Schritte dann von selbst ergeben – beispielsweise ein Gespräch mit Ihrem Partner oder die Terminvereinbarung mit einem Sexualtherapeuten.

Geheimnis Nr. 3
Sie sollten Ihren Partner kennen

Ich gehe nun einfach einmal davon aus, dass Sie meinen Rat befolgt und eine Selbsteinschätzung vorgenommen haben. Jetzt haben Sie also eine ungefähre Vorstellung davon, wo Ihre persönlichen Stärken und Schwächen in puncto Sex liegen. Mit ein bisschen Glück hat Ihr Partner dieselbe Forschungsreise hinter sich und weiß nun ebenfalls, wie es um sein Sexualleben bestellt ist. Dann ist es nun an der Zeit, den zweiten Schritt zu unternehmen und ein besseres Verständnis für die Bedürfnisse des Partners zu entwickeln.

Es ist eigentlich ein seltsames Phänomen, dass zwei Menschen immer wieder miteinander schlafen und dennoch so große Wissenslücken aufweisen können, was die sexuellen Bedürfnisse des Partners betrifft. Beim Sex fallen zwar alle äußeren Hüllen, aber viele Menschen bringen es irgendwie fertig, ihren seelischen Schutzpanzer anzubehalten. Sex ist eben eine sehr intime Angelegenheit. Und die meisten von uns sind in Familien aufgewachsen, in denen das Wort *Sex* nur sehr selten erwähnt wurde – wenn überhaupt. Das hat dazu geführt, dass wir nur ungern darüber sprechen. (Selbst ich erröte ab und zu noch, obwohl ich wirklich Übung habe...) Trotzdem sollte man annehmen, dass etwas von dieser Zurückhaltung gegenüber dem eigenen Partner verschwindet, sobald man Sex miteinander hat.

Und die Situation ändert sich ja auch, wenigstens bei jüngeren Menschen. Jüngere Generationen sind offener und sprechen häufig unverblümt miteinander über das, was sie mögen oder nicht mögen. Aber ich bekomme immer noch jede Menge Fragen von Teenagern, und auch von Zwanzig- oder Dreißigjährigen. Das ist für mich der Beweis, dass nicht alle jungen Paare, die miteinander schlafen, auch offen miteinander darüber sprechen. Und das gilt erst recht für ältere Paare.

Angst spielt eine Rolle

Ein Grund für diese Zurückhaltung ist Angst. Wovor? Diese Menschen haben Angst davor, ebenfalls etwas verändern zu müssen, sobald das Thema Sex erst einmal angeschnitten ist. Viele haben zwar klare Vorstellungen davon, was sich in *ihrem* Sexleben ändern sollte, aber sie fürchten sich vor potenziellen Änderungswünschen ihres Partners. Und nur eine einzige Abneigung gegenüber einer bestimmten sexuellen Praktik kann bereits ausreichen, damit sie ihr Schweigen wahren. Wenn eine Frau also weiß, dass Analsex für sie unter gar keinen Umständen infrage kommt, ihr Partner in dieser Richtung jedoch leise Andeutungen gemacht hat, könnte sie sich dafür entscheiden, besser gar nicht über eventuelle Änderungen in ihrem Liebesleben zu reden, um jedes Risiko auszuschließen.

Diese Angst ist berechtigt. Wenn Sie ein Gespräch über Sex beginnen, können Sie nie wissen, was der Partner ansprechen wird. Andererseits – wenn Sie nie über Sex sprechen, können Sie Ihr Sexualleben auch nicht verbessern. Dann bleiben Sie im Status quo stecken.

Die Schildkrötenstrategie

Mein Lieblingstier ist die Schildkröte. Wenn eine Schildkröte in ihrem Panzer bleibt, ist sie vor Feinden geschützt. Um irgendwohin zu kommen, muss sie jedoch im wahrsten Sinne des Wortes »ihren Hals riskieren«. Ich möchte Sie dazu ermutigen, es ebenso zu halten wie die Schildkröte und gewisse Risiken einzugehen, um Ihr Sexualleben zu verbessern.

Es gibt verschiedene Möglichkeiten, wie Sie mit Ihren Ängsten umgehen können. Beispielsweise könnten Sie sie gleich zu Beginn aufs Tapet bringen und sagen: »Schatz, ich weiß, dass wir über unser Liebesleben sprechen müssen.

Aber eins sage ich dir gleich: Analsex steht überhaupt nicht zur Debatte, das kannst du vergessen.«

Diese Taktik ist allerdings in mehrfacher Hinsicht problematisch. Erstens hat Ihr Partner vielleicht überhaupt keine Lust auf Analsex und Sie haben da einfach etwas falsch verstanden. Dann war es völlig unnötig, so viel Wert darauf zu legen, eine klare Grenze zu ziehen. Und wenn Sie das Gespräch in einem negativen Ton anfangen, reagiert Ihr Partner möglicherweise seinerseits mit einer Liste von Veränderungen, auf die er sich »niemals« einlassen würde. Nach einer solchen Einleitung wird es schwieriger sein, eine positive Gesprächsatmosphäre zu schaffen.

Ein anderes Problem besteht darin, dass Sie sich selbst einschränken, wenn Sie »niemals« sagen. Ich habe das Beispiel Analsex gewählt und werde die Argumentation jetzt damit fortsetzen, aber Sie sollten bedenken, dass die Liste der Tabus sehr lang sein und über Oralsex bis hin zur Verwendung von erotischem Spielzeug, Erotika sowie anderen Praktiken alles Mögliche umfassen kann. Aber Sie müssen einfach zur Kenntnis nehmen, dass es Frauen gibt, die Analsex sehr erregend finden; manche haben sogar Orgasmen dabei. Wenn Sie diese Praktik einmal ausprobieren, stellen Sie möglicherweise fest, dass Sie ebenfalls zu dieser Gruppe von Frauen gehören. Und was noch wichtiger ist: Wenn Ihr Partner etwas ausprobiert, das Sie sich gewünscht haben, das er aber nie machen wollte, kann es sein, dass er diese Praktik ebenfalls als lustvoll erlebt.

Ich würde Sie nie auffordern, ständig irgendwelche Praktiken in Ihr reguläres Sexualleben einzubauen, die Sie eigentlich widerlich finden. Aber Sie könnten sich ein Mal zur Probe auf einen Vorschlag Ihres Partners einlassen; nur um zu sehen, wie Sie auf diese Praktik reagieren. Sie können nie wissen, ob Sie etwas mögen, solange Sie es nicht probiert haben.

Manche fürchten vielleicht, mit einem solchen Versuch die Büchse der Pandora zu öffnen: Wenn sie sich ein Mal auf etwas einließen, dem sie negativ gegenüberstehen, würde ihr Partner sie immer wieder dazu drängen, es doch nochmals zu versuchen. Wenn Sie Ihren Partner so einschätzen, sollten Sie vielleicht tatsächlich einige Büchsen geschlossen halten. Das ist eine persönliche Entscheidung, die auf der genauen Kenntnis Ihres Partners gründet. Das bedeutet jedoch nicht, dass Sie *alle* Büchsen fest versiegelt lassen müssen. Wenn Sie Ihr Sexualleben verbessern möchten, müssen Sie ein paar Änderungen einführen, und das kann keine Einbahnstraße sein. Ein paar Kompromisse werden Sie schon eingehen müssen.

Seien Sie offen für neue Ideen.

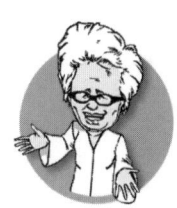

Regeln festlegen

Niemand behauptet, ein Gespräch mit dem Partner über Sex müsse in einer gesetzesfreien Zone ablaufen. Es ist absolut nichts dagegen einzuwenden, sich vorher auf ein paar Grundregeln zu einigen. Die richtigen Grundregeln können sogar dazu beitragen, dass Sie rascher Fortschritte machen.

Das Schlimmste, das bei einem Gespräch über Sex herauskommen kann, ist ein gegenseitiger Schlagabtausch nach dem Motto: »Wie du mir, so ich dir.« Sie sagt etwas, und er entgegnet: »Und was ist damit, und damit und damit?«

Wenn das Ganze in eine Streiterei ausartet, sollten Sie das Gespräch lieber abbrechen. Vielleicht lassen sich dann Fortschritte erzielen, indem Sie sich auf ein bestimmtes Thema beschränken. Oder Sie fangen mit ganz kleinen Schritten an, das wäre auch eine gute Idee. Schließlich muss es ja nicht bei diesem einen Gespräch bleiben – ganz im Gegenteil: Solche Gespräche sollten sogar regelmäßig stattfinden.

Gesprächsthemen

Ob Sie sich nun auf ein bestimmtes Thema festlegen wollen oder nicht – welche Punkte könnten Sie denn in einem solchen Gespräch überhaupt behandeln? Nun, Sie könnten sich beispielsweise darüber unterhalten,

- wie häufig Sie Sex haben,
- wo Sie Sex haben,
- wann Sie Sex haben,
- ob Sie Erotika verwenden,
- wer jeweils die Initiative ergreift,
- wie viel Spaß Sie beim Sex haben,
- welche Positionen Sie einnehmen,
- was Sie ablenkt.

Jeder von Ihnen sollte eine Liste mit Themen aufstellen, die er gern diskutieren würde. Dann entscheiden Sie gemeinsam, welches Sie zuerst in Angriff nehmen, und bestimmen gleichzeitig, wo und wann dies geschehen soll. Legen Sie auch fest, wie lange Sie darüber sprechen wollen. Am besten wählt jeder von Ihnen ein Thema aus, damit es fair zugeht. Ich denke, das wäre ein guter Anfang. Wählen Sie nicht gleich zu Beginn die schwierigsten Themen aus. Leiten Sie den ganzen Prozess lieber mit einem Gesprächsgegenstand ein, bei dem Sie sehr wahrscheinlich zu einer Einigung kommen werden. Schlagen Sie gleich am Anfang den richtigen Weg ein, lassen sich die schwierigen Fragen später auch erfolgreicher verhandeln.

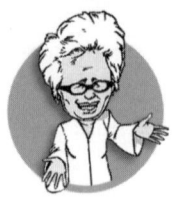

Beginnen Sie Ihr Gespräch über Änderungen in Ihrem Liebesleben mit etwas Einfachem.

Strukturieren Sie die Diskussion

Sie müssen keinen Kommunikationsratgeber griffbereit haben, wenn Sie über Ihr Sexualleben reden. Aber ich glaube, eine gewisse Struktur erhöht doch die Chancen auf ein positives Gesprächsergebnis. Wenn Ihre erste Unterhaltung über Ihr Sexualleben weitgehend unstrukturiert verläuft, wissen Sie nicht, was am Ende dabei herauskommt. Es könnte passieren, dass Sie zu weit gehen und auf einem Terrain landen, auf dem Sie sich äußerst unwohl fühlen. Dies wiederum würde Ihnen den Mut nehmen, sich jemals wieder auf ein solches Gespräch einzulassen – und das wäre sehr schade.

Finden Sie Zwischenlösungen

Ich hatte Ihnen zwar empfohlen, das Gespräch zunächst einfach zu halten, aber das wird nicht immer möglich sein. Manchmal gibt es ein wichtiges Problem in Ihrem Sexualleben, über das Sie unbedingt sprechen müssen.

Wenn ein Mann beispielsweise immer zu früh ejakuliert und seine Partnerin deswegen nie zum Orgasmus kommt, dann hat diese Problematik oberste Priorität und muss zuerst angesprochen werden. Aber es gibt mehrere Möglichkeiten, wie man in diesem Fall vorgehen kann. Das ist genauso wie beim Skifahren: Sie können sich entweder für den Babyhang mit Schlepplift, für die Schwarze Buckelpiste oder für eine Abfahrt mit mittlerem Schwierigkeitsgrad entscheiden.

Ich bleibe einmal bei dem genannten Beispiel des »Zu-früh-Kommens«, um zu erklären, was ich meine. Doch natürlich ist jeder Fall anders, je nachdem, welches Problem seinen Schatten über Ihr Bett wirft. Da der Mann vorzeitig zum Samenerguss kommt, kann seine Frau also keinen Orgasmus erleben. Nehmen wir einmal an, sie hatte Orgasmen beim Geschlechtsverkehr mit anderen Männern. (Falls nicht, wäre sein Problem weniger besorgniserregend.) Natürlich möchte sie auch mit ihrem aktuellen Partner auf diese Weise einen Orgasmus erleben, aber das kann sie nicht, weil er zu früh kommt. Die eigentliche Lösung muss darin bestehen, dass der Mann lernt, seinen Samenerguss zu kontrollieren. Bis dahin könnte er seine Frau auf andere Weise zum Orgasmus bringen (mit seiner Hand oder seinem Mund), sodass beide sexuelle Befriedigung finden. Diese Zwischenstufe setzt das Paar aufs richtige Gleis in Richtung Lösung des Problems. Er stünde nicht mehr so sehr unter Druck und könnte daher leichter akzeptieren, dass er etwas ändern muss – und diese Änderung auch durchführen.

Und wenn er seiner Partnerin zwar auf andere Weise zum Orgasmus verhilft, sich dann aber weigert, den nächsten Schritt zu tun, und einfach sagt: »Ich bringe dich doch zum Orgasmus. Warum soll ich mich dann trotzdem beherrschen und mit meinem Höhepunkt warten?« Das wäre ein Problem, das vielleicht sogar einen Therapeuten erfordert. Wenn sich hinter dieser Aussage die Angst verbirgt, es vielleicht nicht zu schaffen, den Samenerguss hinauszuzögern, dann könnte ein Therapeut diesen Mann davon überzeugen, dass das möglich ist, und ihm helfen, dieses Ziel zu erreichen.

Was könnte noch schiefgehen?

Selbst wenn der Plan, den Sie für das Gespräch über Ihr Sexualleben entwerfen, noch so gut ist, kann Ihnen niemand mit Sicherheit sagen, was dabei herauskommen wird.

Bill und Clare

Clare war enttäuscht von ihrem Liebesleben. Sie und ihr Mann Bill waren seit drei Jahren verheiratet, und während des letzten Jahres hatten sie immer seltener miteinander geschlafen. Sie hielt schließlich eine längere Autofahrt für den geeigneten Zeitpunkt, das Thema anzusprechen. Am

Ende stellte sich heraus, dass Bill sie wegen eines Mannes verlassen wollte, den er vor kurzem kennen gelernt hatte. Sie erfuhr, dass er früher homosexuelle Beziehungen gehabt hatte und diese Veranlagung jetzt einfach nicht mehr unterdrücken wollte.

Natürlich war das nicht das Ergebnis, das Clare sich von diesem Gespräch erhofft hatte. Aber wissen Sie was? Es ist immer noch besser, dass Bills wahre sexuelle Identität zur Sprache kam, ehe er in dieser Richtung aktiv wurde. Denn sonst wäre er vielleicht aus reinem Pflichtgefühl bei Clare geblieben, hätte aber eine Affäre mit diesem Mann begonnen, und das wäre für sie noch um einiges belastender geworden.

Die Angst vor einem negativen Gesprächsergebnis sollte Sie nicht davon abhalten, dieses Gespräch zu führen – erst recht nicht, wenn es irgendwelche Hinweise auf einen solchen Verlauf gibt. Ihre Lebenszeit auf dieser Erde ist begrenzt, und wenn es ein ernsthaftes Problem in Ihrer Beziehung gibt, sollten Sie das wissen: Je eher Sie es herausfinden, desto eher können Sie die Lösung angehen und in Ihrem Leben weiterkommen. Den Kopf in den Sand zu stecken ist keine gute Wahl. Man sollte keine Sekunde seines Lebens damit verschwenden, sich etwas vorzumachen; geschweige denn Wochen, Monate oder sogar Jahre. Das kann ich einfach nicht akzeptieren – und Sie sollten das auch nicht tun.

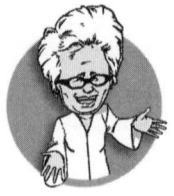

Zögern Sie ein Gespräch über Ihr Sexualleben nicht hinaus, weil Sie vielleicht eine sehr negative Entdeckung machen könnten. Je eher so etwas ans Licht kommt, desto eher können Sie beginnen, positive Veränderungen in Ihrem Leben vorzunehmen.

Und Sie müssen bei diesem Gespräch ja nicht immer gleich auf eine Katastrophe stoßen: In den meisten Fällen trifft ein Paar auf relativ harmlose Probleme, und im Endeffekt kommt etwas Positives dabei heraus.

Schön auf dem Boden bleiben

Nun möchte ich nicht, dass Sie beide sich allzu große Hoffnungen machen und glauben, diese Gespräche würden all Ihre sexuellen Träume in Wirklichkeit verwandeln. Wenn Sie von heißen Nächten zu dritt träumen (was ich nicht empfehlen kann) oder Gurte an der Decke Ihres Schlafzimmers anbringen möchten (wogegen ich nichts einzuwenden hätte), so sind die Chancen, dass Sie etwas davon werden umsetzen können, relativ gering.

Wenn Sie sich eine Enttäuschung ersparen möchten, denken Sie über so etwas erst gar nicht nach. Können Sie

beide jedoch die eine oder andere kleine Veränderung einführen, sind vielleicht zu einem späteren Zeitpunkt Änderungen möglich, die auch Bedürfnisse befriedigen, über
die Sie bisher nie gesprochen haben.

Beginnen Sie Gespräche über Sex mit
realistischen Erwartungen.

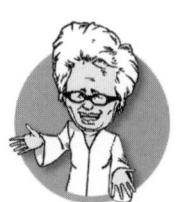

Die vergessene Kunst des Gedankenlesens

Ähnlich wie manche sich weigern, einen festen Zeitpunkt
für Sex einzuplanen, weil sie nur spontanen Sex als Ausdruck echten Verlangens gelten lassen, wollen andere mit
ihrem Partner nicht über ihre sexuellen Bedürfnisse sprechen. Viele Menschen haben die Vorstellung, der Partner
müsse irgendwie *erraten*, was sie sich wünschen. Jemanden zu lieben heißt jedoch nicht, dass man zum Gedan-
kenleser wird. Ihr wichtigstes Sexualorgan ist Ihr Gehirn.
Doch selbst wenn man mittlerweile Kühen Fenster ein-
pflanzt, damit angehende Tierärzte deren Innenleben stu-
dieren können, gibt es bislang noch keine einsetzbaren
Fenster für menschliche Gehirne. Ihr Partner hat also nur
eine einzige Möglichkeit zu erfahren, was Sie denken: Sie
müssen es ihm sagen. Es mindert durchaus nicht den Wert
dieser Information, wenn Sie sie selbst mitteilen; und auch

nicht den Wert der Änderungen, die sich aus dieser Information ergeben. Die Wahrheit ist einfach: Liebe verleiht keine hellseherischen Fähigkeiten.

Das heißt nicht, dass Sie nicht versuchen sollten, auf Zwischentöne zu achten, wenn Ihr Partner Ihnen etwas erzählt. Einem zurückhaltenden Menschen kann es schwerfallen, über seine Gefühle und Gedanken zu sprechen, vor allem wenn es um seine sexuellen Wünsche geht. Ihr Partner oder Sie sind vielleicht auch nicht in der Lage, Gefühle so genau zum Ausdruck zu bringen, dass der andere die Botschaft versteht. Aber es bestehen gute Chancen, dass beiläufig ein paar Hinweise erwähnt werden, die ein aufmerksamer Zuhörer wahrnimmt. Wenn eine Frau beispielsweise sagt »Es wäre schön, wenn wir das Vorspiel etwas ausdehnen könnten«, hat sie vielleicht Probleme, zum Orgasmus zu kommen. Ihr Partner könnte dann versuchen, ihr noch ein paar weitere Informationen zu entlocken, oder einfach mehr Zeit auf das Vorspiel verwenden und abwarten, was passiert. Und dann könnte er seine Partnerin nach einer gewissen Zeit des Vorspiels fragen, ob sie bereit ist für den Sexualakt. Manche Menschen sind einfach nicht so wortgewandt. Man kann nicht von jedem erwarten, dass er ein Gespräch optimal nutzt, vor allem bei einem so heiklen Thema wie Sex. Bemühen Sie sich einfach, gut zuzuhören – damit ist schon viel gewonnen.

Sie müssen zwar keine Gedanken lesen,
sollten aber versuchen, beim Zuhören auf
Zwischentöne zu achten.

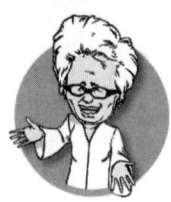

Body-Mapping

Sie haben vielleicht sexuelle Bedürfnisse, über die Sie
nicht sprechen können, weil Sie selbst nichts davon wissen. Eine Beziehung hat jedoch unter anderem den Vorteil, dass man etwas dazulernen kann, indem man zusam-
menarbeitet – in diesem Fall über besonders empfindsame
Körperteile. Wenn Sie viele Partner hatten (darunter einige,
die etwas wagemutiger waren), wissen Sie vielleicht bereits genau, was sich für Sie am besten anfühlt. Aber es
besteht immer die Möglichkeit, dass frühere Partner eine
bestimmte Stelle nicht entdeckt haben. Außerdem verändert man sich im Lauf der Jahre. Gehen Sie also auf Entdeckungsreise, um Ihren Körper und den Ihres Partners
ausgiebig zu erforschen.

Body-Mapping ist kein Vorspiel. Natürlich können Sie
dabei in Erregung geraten; das Hauptziel besteht jedoch
darin, die Körperstellen des Partners zu entdecken, die besonders sensibel auf physische Stimulation reagieren. Vielleicht erfüllt es Sie beispielsweise mit einem Glücksgefühl,
wenn Ihre Wade gestreichelt wird. Hat das bisher jedoch

noch nie jemand gemacht, wissen Sie gar nicht, wie schön sich das anfühlt.

Bei dieser Übung sind ein paar Regeln zu beachten: Die Genitalien sind tabu; denn Sie wissen ja bereits, dass diese Körperstellen sehr sensibel sind. Und wenn Sie sich dort gegenseitig berühren, wird das den Prozess zu sehr beschleunigen: Der Wunsch, zum Orgasmus zu kommen, wird einfach zu stark. Davon abgesehen sollten Sie jedoch keine Körperstelle unberührt lassen, sonst könnten Sie gerade den verborgenen sensiblen Punkt überspringen, von dem Ihr Partner noch gar nichts weiß.

Beschränken Sie sich nicht auf einfache Berührungen – Lecken und Küssen lösen jeweils unterschiedliche Empfindungen aus. Es kommt darauf an, den Körper seines Partners zu erforschen – und sich dann zu merken, was man entdeckt hat! Das sei ja wohl klar, meinen Sie? Da diese Übung aber meistens doch auf den Sexualakt hinausläuft, vergessen trotzdem manche Paare, was ihre sexuelle Ekstase eigentlich ausgelöst hat. Deshalb erinnere ich nochmals daran, dass Body-Mapping kein Vorspiel, sondern eine Übung ist, bei der das Lernen im Vordergrund steht. Sobald Sie bemerken, dass eine bestimmte Körperstelle Ihres Partners besonders sensibel reagiert, stimulieren Sie diese Stelle nicht weiter, sondern merken Sie sich den Punkt und forschen Sie nach weiteren empfindsamen Stellen. Später können Sie Ihre neu erworbenen Kenntnisse dann gewinnbringend einsetzen!

Ihre Sex-Hausaufgabe

Jetzt haben wir uns also damit befasst, wie Sie mit Ihrem Partner über Ihr Liebesleben sprechen und wie Sie gegenseitig Ihre Körper erforschen. Gibt es noch mehr, das Sie wissen sollten? Selbstverständlich: Den eigentlichen Sexualakt haben wir ja bisher noch ausgelassen.

Vor einiger Zeit kam ein Buch auf den Markt, das zum ersten Mal den sogenannten G-Punkt ins Rampenlicht gerückt hat. Da ich immer über alles auf dem Laufenden sein möchte, was mein Fachgebiet betrifft, habe ich jeden Gynäkologen aus meinem Bekanntenkreis angesprochen und gefragt, ob es einen solchen Punkt in der Vagina gebe, der zu derart sensationellen Orgasmen führt. Im Lauf der Jahre habe ich Hunderten von Gynäkologen diese Frage gestellt (ab und zu nehme ich an Ärztekongressen teil, um mich auf den neuesten Stand zu bringen), und keiner von ihnen konnte bestätigen, dass die Existenz dieses Punktes wissenschaftlich nachgewiesen ist. Daher war meine erste Schlussfolgerung: Das ganze Theater um den G-Punkt ist einfach ein ausgemachter Blödsinn.

Aber dann erhielt ich zahlreiche Briefe und E-Mails von Frauen, die mir ihre Erfahrungen mit G-Punkt-Orgasmen schilderten. Also schien an der Sache doch etwas dran zu sein – aber was? Da ich keine Ärztin bin, gehört es nicht zu meinem Aufgabenbereich, nach der Ursache dieser Orgasmen zu forschen. Was mir jedoch Sorgen bereitete, war die Reaktion der breiten Öffentlichkeit. Während manche Frauen berichteten, wie fantastisch sie diese andere Art des Orgasmus fanden, warfen andere ihren Partnern vor, dass sie nicht in der Lage waren, diesen Punkt zu finden. Meine Position zum Thema G-Punkt sieht daher inzwischen so aus, dass ein Paar ruhig versuchen sollte, diesen Punkt zu finden. Aber da es keine wissenschaftlichen Beweise dafür gibt, dass dieser Punkt existiert, und die überwiegende Mehrheit der Frauen nicht von G-Punkt-Orgasmen berichtet, sollte die Suche auf eine bestimmte Zeit begrenzt sein: Wird bis dahin kein Goldschatz gehoben, sollte niemand deswegen Schuldgefühle entwickeln.

Ich erwähne das, weil ich möchte, dass Sie diese Philosophie im Umgang mit Sex insgesamt übernehmen: Es ist überhaupt nichts dagegen einzuwenden, wenn Sie Ihre Sexualität erforschen. Solange Sie nicht andere Menschen mit in Ihre Erkundungstour einbeziehen (wovor ich ausdrücklich warnen möchte, weil Sie auf diese Weise Ihre Beziehung zerstören und sich möglicherweise mit einer Krankheit infizieren könnten), können Sie dabei eigentlich keinen Schaden nehmen. Sie könnten allerdings, wie bereits erwähnt, etwas über Ihren Partner herausfinden, das Sie noch nicht wussten, etwas Beunruhigendes. Aber das wäre wahrscheinlich sowieso irgendwann zum Vorschein gekommen. Je früher das also geschieht, desto besser. Mit der richtigen Einstellung kann sich jede Forschungsreise jedoch durch ein paar schöne Entdeckungen auszahlen.

Wie man beim Sex auf Erkundungstour geht? Versuchen Sie zunächst einfach, aufmerksam wahrzunehmen, was beim Sex passiert. (Mir ist schon klar, dass es schwieriger sein wird, einen Orgasmus zu erreichen, wenn Sie diesen Rat befolgen.) Man nennt das »Spectatoring«, Sie versetzen sich also in die Rolle eines Zuschauers. William Masters und Virginia Johnson haben diesen Begriff geprägt, um eine sexuelle Funktionsstörung zu beschreiben, die dadurch verursacht wird, dass man den Fokus auf sich selbst richtet anstatt auf die Lust des Partners oder die eigene. Die meisten Menschen müssen sich darauf konzentrieren, wenn sie einen Orgasmus bekommen möchten, und wenn Sie sich selbst ablenken, indem Sie zu einem außenstehenden Beobachter werden, kann dies möglicherweise verhindern, dass es dazu kommt. Aber in diesem Fall ist es in Ordnung, dieses Risiko einzugehen, weil Sie eine bestimmte Absicht damit verfolgen: Sie wollen Ihr Sexualleben verbessern.

Häufig verbiete ich meinen Patienten sogar ausdrücklich, Orgasmen zu haben, wenn ich ihnen »Hausaufgaben« mitgebe. Aber das hat nichts mit Grausamkeit zu tun. In bestimmten Situationen ist es einfach hilfreich, übermäßigen Druck herauszunehmen, um ein Problem zu lösen. Ich sage ja nicht, dass Sie partout keine Orgasmen haben dürfen; sie sollten jedoch nicht oberste Priorität haben, sondern erst an zweiter Stelle stehen. Ihr Ziel für diese sexuelle Übungsstunde ist es, zu beobachten, *wie* Sie Sex haben. Selbstverständlich können Sie irgendwann die Beobachterrolle verlassen und versuchen, zum Orgasmus zu kommen. Ich will Ihnen das nicht vorenthalten. Doch ich muss Sie darauf hinweisen, dass es Ihnen möglicherweise nicht gelingen wird, wenn Sie zu sehr abgelenkt sind. Doch keine Angst: Sie sollen diese Übung keineswegs immer wieder machen, sondern nur dieses eine Mal.

Wenn Sie unter normalen Umständen versuchen, zum Orgasmus zu kommen, kann die Kommunikation zwischen Ihnen sehr begrenzt sein, weil allein das Sprechen oft schon eine zu große Ablenkung darstellt, um einen Orgasmus zu bekommen. Aber da Orgasmen bei dieser Übung nicht das Ziel sind, möchte ich Sie dazu ermutigen, miteinander zu sprechen. Sagen Sie Ihrem Partner, was sich gut anfühlt. Bitten Sie um das, was Sie sich wünschen; ein bisschen mehr von dem, ein bisschen weniger von jenem. Wenn Ihr Partner etwas falsch macht, können Sie sogar aufhören und darauf bestehen, ihm genau zu zeigen, was Sie gerne hätten. Nutzen Sie diese Gelegenheit, um Neues auszuprobieren. Nehmen Sie zum Beispiel ein paar Kissen und platzieren Sie sie an unterschiedlichen Stellen Ihres Körpers. Das verändert den Eintrittswinkel beim Liebesakt, und so finden Sie vielleicht eine Kombination, die sich besonders gut anfühlt.

Probieren Sie neue Stellungen aus

In einem späteren Kapitel (ab Seite 81) werde ich noch genauer über die verschiedenen Stellungen sprechen, denn einige können Probleme aufwerfen. Sie funktionieren vielleicht nicht gleich beim ersten Mal; oder Sie müssen etwas Geduld aufbringen, um herauszufinden, wie man damit umgeht. Eine Übungsstunde wie diese, in der es nicht primär darum geht, einen Orgasmus zu erreichen, ist die perfekte Gelegenheit, etwas Neues auszuprobieren. Wenn Sie beide sonst versuchen, einen Orgasmus zu erreichen, und dabei auf ein Hindernis stoßen, sagen Sie sich wahrscheinlich: »Ach, zum Teufel mit dieser Stellung, machen wir's doch so wie immer.« Aber in diesem Fall sollten Sie sich doch noch einmal besonders bemühen.

Wenn Sie das ganze Haus für sich allein haben, also keine Kinder in der Nähe sind, können Sie ganz gezielt versuchen, an verschiedenen Orten Sex zu haben. Vielleicht ist es eine gute Idee, wenn *sie* sich auf den Küchentresen setzt, selbst wenn *er* dann auf einem Telefonbuch stehen muss. Und wenn Sie Kinder haben, muss es Ihnen überhaupt nicht peinlich sein, sie für einen Abend woanders hin zu verfrachten. Am Ende stellen Sie vielleicht fest, dass das Schlafzimmer mit der verschließbaren Tür doch der beste Platz ist, um Ihrem Liebesleben zu frönen. Falls es für Sie jedoch einen Nervenkitzel darstellt, auf der Trainingsbank Ihres Mannes Sex zu haben, sollten Sie eine Möglichkeit finden, die Tür zum Fitnessraum im Keller von innen zu verriegeln, sodass Sie diese Vorführung mehrmals wiederholen können. (Einige Menschen finden übrigens, dass Sex auf dem Rücksitz ihres Wagens zärtliche Erinnerungen an kühne Liebesabenteuer und herrliche Orgasmen weckt. Passen Sie nur auf, dass Sie sich nicht verletzen. Schließlich ist seitdem vielleicht schon das eine oder andere Jährchen vergangen...)

Minischritte sind auch in Ordnung

Einige Paare haben komplexere Probleme, die einen behutsameren Umgang erfordern. Angenommen, sie hält sich für zu dick und will möglichst vermeiden, dass ihr Partner sie nackt sieht. Wenn *sie* also bisher immer darauf bestanden hat, sich im Dunkeln zu lieben, könnten beide in der Experimentierstunde zunächst einmal einfach nur ein bisschen mit Lichteffekten spielen. Oder wenn *er* vorzeitig zum Höhepunkt kommt, könnte er an diesem Problem arbeiten, indem er eine Stoppuhr benutzt und den Geschlechtsakt auf eine bestimmte Zeit begrenzt. (Dieses Problem zu lösen wird mehrere Sitzungen in Anspruch nehmen; aber die Stoppuhr wäre ein guter Anfang, zumal zeitlich begrenzte Orgasmen einen Teil der Lernkurve darstellen, die zu durchlaufen ist, um dieses Problem zu überwinden.)

Was Sie bei einer Übungs-Session alles herausfinden könnten

- Ob sie einen G-Punkt hat
- Wie er seinen Samenerguss länger hinauszögern kann
- Welche Stellungen besonders lustvoll sind
- Wo Sie überall Sex haben können
- Wie Sie während des Liebesspiels am besten miteinander kommunizieren, sowohl mit Worten als auch körperlich
- Welche Haushaltsgegenstände als erotisches Spielzeug dienen können
- Wie Sie Hemmungen überwinden können
- Wie Sie sich selbst bremsen können
- Wie Sie wieder mehr Romantik ins Spiel bringen
- Ob Musik Sie eher antörnt oder ablenkt
- Welche Rolle Erotika spielen könnten
- Wie man erotisches Spielzeug einsetzen kann

Vorausdenken

Mit zunehmendem Alter treten bestimmte Veränderungen in Ihrem Liebesleben ein, daran gibt es gar nichts zu rütteln. Die meisten Frauen produzieren beispielsweise nicht mehr ausreichend Scheidensekret, sobald sie in die Wechseljahre kommen, und erleben daher den Geschlechtsakt als schmerzhaft. Dieses Problem lässt sich jedoch leicht beheben: Verwenden Sie einfach ein künstliches Gleitmittel. Das ist zwar nicht weiter schwierig, doch beim ersten Mal verändert es schon die Atmosphäre. Manche Menschen verwenden allerdings aus verschiedenen Gründen bereits Gleitmittel, ehe die Menopause einsetzt. Ich empfehle Ihnen, ein Gleitmittel einfach mal auszuprobieren, um sich an den Umgang damit zu gewöhnen. Testen Sie verschiedene Gleitmittel, sobald Sie über 40 sind, dann fällt es Ihnen später leichter, sie bei Bedarf in Ihr Liebesspiel zu integrieren. Und wer weiß? Vielleicht stellt sich dabei heraus, dass ein Gleitmittel Ihr Sexualleben so sehr beflügelt, dass Sie es bereits jetzt zu einem festen Bestandteil Ihres Liebeslebens machen wollen, obwohl Sie noch nicht darauf angewiesen sind.

Was die männliche Seite betrifft, so haben ältere Männer keine psychogenen Erektionen mehr. Der Anblick eines hübschen Mädchens im Bikini oder ein erotischer Gedanke allein reicht also nicht mehr aus, um eine Erektion auszulösen. In diesem Stadium ist ein Mann auf eine körperliche Stimulation angewiesen. Und für viele Männer, selbst wenn sie noch gar nicht so alt sind, ist dann die orale Stimulation die beste oder sogar einzige Möglichkeit, eine Erektion zu bekommen. Wird eine 60-jährige Frau plötzlich mit dieser Situation konfrontiert, ist sie vielleicht entsetzt. Hat ein Paar jedoch bereits früher Oralsex praktiziert – wenn auch nur gelegentlich –, fällt diese Umstellung leichter.

Ein Mal ist kein Mal

Da so viele Bereiche abzudecken sind, werden Sie wahrscheinlich nicht alles in einer einzigen Übungsstunde erledigen können. Doch wenn Sie beide anschließend finden, dass die Sache einen Versuch wert war, steht einer Wiederholung ja nichts im Wege. Ebenso, wie Sie den Motor Ihres Autos regelmäßig nach einer bestimmten Anzahl von Kilometern warten lassen, sollten Sie auch Ihr Sexualleben in bestimmten Abständen immer wieder einmal auf den neuesten Stand bringen.

Planen Sie regelmäßig Zeiten für Experimente ein, damit Ihr Sexualleben kontinuierlich besser wird.

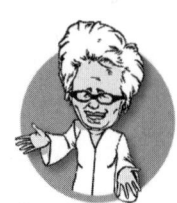

Mit oder ohne?

Nachdem Sie etwa eine Stunde experimentiert haben, wird wahrscheinlich einer von Ihnen – oder Sie beide – zum Orgasmus kommen wollen. Das ist vollkommen in Ordnung, aber dieser Wunsch sollte nicht zu einem abrupten Ende der Übung führen. Wenn einer von Ihnen sich nicht gut beherrschen kann, sollten Sie einen Wecker verwenden. Einigen Sie sich früh genug darauf, dass Sie beispielsweise mindestens eine Stunde lang verschiedene Dinge ausprobieren und keiner von Ihnen vor Ablauf der vereinbarten Zeit zum Höhepunkt kommt. Sie könnten auch den Geschlechtsakt ganz ausschließen und sich stattdessen gegenseitig auf andere Weise zum Orgasmus bringen. Der Vorteil bei dieser Option wäre, dass Sie weniger unter Druck stünden. Es gibt zahlreiche Gründe, warum die Übung schwieriger und weniger effektiv ist, wenn Sie wissen, dass es am Ende zum Sexualakt kommen wird. Die erwähnte Vereinbarung wäre also durchaus eine Überlegung wert. Wenn Sie solche Experimente häufiger durchführen, probieren Sie doch einfach beide Versionen: mit anschließendem Liebesakt und ohne. Und dann entscheiden Sie selbst, auf welche Weise Sie am meisten von dieser Übung profitieren.

Geheimnis Nr. 4
Das »Kama Ruthra«

Entschuldigen Sie das kleine Wortspiel – aber ich versichere Ihnen, dass dieses Buch sich nicht nur in Hinblick auf die wenigen Buchstaben im Titel vom *Kamasutra* unterscheidet, jenem bekannten indischen Klassiker der Liebeskunst. In beiden Büchern finden Sie Anleitungen für eine Vielzahl möglicher Stellungen beim Sex, aber bei meiner Version müssen Sie kein Schlangenmensch sein, um die meisten davon ausprobieren und genießen zu können.

Und was noch entscheidender ist: Da das Gehirn unser wichtigstes Sexualorgan ist, gehe ich bei meinen Empfehlungen für Ihre Sexualpraktiken immer auch darauf ein, wie Sie Ihr Gehirn beim Sex einsetzen sollten. Deshalb ist dieses Buch weit mehr als ein reines Handbuch für die körperliche Liebe. Ich möchte natürlich, dass Sie sich gegenseitig lieben und nicht einfach nur Sex haben. Trotzdem ist Abwechslung eine wichtige Voraussetzung für ein prickelndes Liebesleben. Aus diesem Grund lege ich Ihnen dringend ans Herz, neue Stellungen beim Sex auszuprobieren.

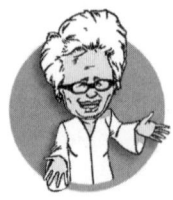

Nutzen Sie neue Stellungen als Anregung für Ihr Gehirn und Ihr Herz.

Ein paar warnende Worte vorweg

Hier möchte ich Sie auf etwas hinweisen, über das ich bereits gesprochen habe, das aber an dieser Stelle ruhig noch einmal wiederholt werden sollte. Natürlich möchte ich, dass Sie großartigen Sex haben. Dennoch muss ich ein paar warnende Worte vorwegschicken: Wenn Sie glauben, nach der Lektüre dieses Kapitels oder irgendeines anderen Buches, in dem verschiedene Stellungen beschrieben werden, würde Ihr Sexualleben genauso wie in den Filmen werden, die Sie gesehen haben – insbesondere den erotischen Videos –, dann muss ich Sie enttäuschen.

In erotischen Filmen ist alles, was Sie sehen, einschließlich der Orgasmen, ein reines Kunstprodukt. Die Schauspieler führen den Sexualakt nicht zu ihrem eigenen Vergnügen aus, sondern weil sie dafür bezahlt werden. Sie haben keine Beziehung miteinander und sind mit Sicherheit auch nicht ineinander verliebt. Sie haben einfach hemmungslosen Sex – versäumen aber das Schönste daran.

Sie und Ihr Partner können dagegen die ganze Fülle an Emotionen genießen, wenn Sie miteinander schlafen. Es wird vielleicht nicht so hemmungslos ablaufen wie bei den Schauspielern in diesen Filmen oder in Ihren geheimsten Fantasien. Selbstverständlich möchte ich, dass Sie Ihr Sexualleben ausbauen. Aber ich weiß auch: Wenn Sie Erwartungen hegen, die sich wahrscheinlich nicht erfüllen werden, sind Sie am Ende nur enttäuscht, anstatt die Veränderungen zu genießen, die möglich sind.

Bemühen Sie sich um Abwechslung in Ihrem sexuellen Repertoire, aber programmieren Sie keine Enttäuschungen vor.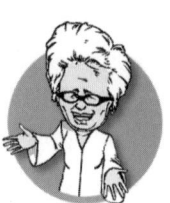

Vertrautheit ist der Schlüssel

Zwei Fremde können nie wirklich intim miteinander sein; ganz egal, was sie sexuell miteinander anstellen. Ihre Körper können zwar verbunden sein, eine emotionale und seelische Verbindung besteht jedoch nicht. Wirkliche Vertrautheit entsteht erst dann, wenn Sie alles miteinander teilen, vor allem Ihre Liebe zueinander. Sex mit jemandem, den Sie kaum kennen, ist eher eine Art der Selbstbefriedigung und hat nichts mit Intimität zu tun. Sex ohne Vertrautheit kann ein lustvolles Erlebnis sein, das will ich gar nicht abstreiten, aber es ist unvollständig. Wenn Sie beide jedoch das Gefühl haben, Sie würden zu einer Einheit verschmelzen, dann erlebt jeder von Ihnen nicht nur die eigene Lust, sondern auch die des Partners. Gemeinsam vervielfältigen Sie die Empfindungen, die jeder für sich erlebt.

Ein vertrautes Verhältnis aufzubauen ist also eine wesentliche Voraussetzung, damit andere Veränderungen in Ihrem Liebesleben ihre optimale Wirkung entfalten können. Natürlich fördern Sie die Intimität Ihrer Beziehung nicht wirklich dadurch, dass Sie in einer bestimmten Stellung Sex haben. Denn wie könnte man körperlich noch mehr Intimität erreichen als dadurch, dass der Penis sich in der Vagina befindet? Wenn Sie sich jedoch mehr Zeit nehmen und versuchen, beim Liebesakt jede Empfindung bewusst wahrzunehmen, statt möglichst schnell zum Höhepunkt zu kommen, dann ist das sehr intim.

Ein intimer Akt

Manche Menschen finden Sex vor allem deswegen so erregend, weil in ihrer Vorstellung der Sexualakt etwas Verbotenes oder sogar »Schmutziges« ist. Das zeugt von einer sehr unreifen Einstellung und begrenzt den eigenen Handlungsspielraum. Je vertrauter zwei Partner miteinander sind, desto weniger Schuld oder Scham empfinden sie. Und was sie tun, verliert die Konnotation des Verbotenen oder »Schmutzigen«.

Ich möchte Ihnen das an einem Beispiel aus einem ganz anderen Bereich erläutern: Jeder kann sich mit Wein betrinken. Sie können einen spottbilligen, abscheulich schmeckenden Wein trinken und trotzdem sehr betrunken werden. Aber mit diesem billigen Fusel, bei dem Sie sich möglicherweise noch die Nase zuhalten müssen, um das Zeug überhaupt runterzukriegen, werden Sie nicht in den Genuss all der anderen Qualitäten kommen, die Wein noch zu bieten hat. Trinken Sie dagegen einen erlesenen Wein und haben gelernt, die Feinheiten herauszuschmecken, so genießen Sie nicht nur die berauschende Wirkung des Alkohols, sondern auch die Geschmacksnuancen dieses Weines, sein Aroma sowie die sinnliche Erfahrung als Ganze, die mit dem Trinken eines ausgezeichneten Weines verbunden ist. Ein Weinkenner gibt sich also beim Trinken seines Weines der Genusspalette vollständig hin, jede Geschmacksnuance ist ihm vertraut. Er »kippt« den Wein nicht einfach hinunter, sondern schwenkt ihn behutsam im Glas, damit sich das Aroma voll entfalten kann. Er riecht an seinem Wein und nippt nur daran, statt ihn hinunterzuschütten, um die vielfältigen Geschmacksnuancen sorgfältig auszukosten, bevor er ihn letztendlich hinunterschluckt. Und ein Kenner wird auch dafür sorgen, dass Wein und Speisen einander perfekt ergänzen.

Intimer Sex ist wie das Trinken eines erlesenen Weines. Orgasmen können Sie mit oder ohne Vertrautheit erreichen, aber eine sexuelle Erfahrung ist sehr viel bereichernder, wenn sie Intimität mit einschließt. Ich kann nicht sagen, dass unreifer Sex nur eine Dimension bietet, aber Sie werden viele zusätzliche Dimensionen erfahren, wenn Sie Sex in einer vertrauten Beziehung erleben. Deshalb möchte ich, dass Sie sich Zeit nehmen, um alle Nuancen auskosten zu können, die Sex zu bieten hat. Auf diese Weise wird der Sexualakt zu einem intimen Erlebnis im eigentlichen Sinne des Wortes.

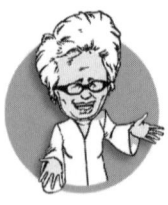

Nehmen Sie sich Zeit beim Sex, um die feinen Nuancen der Lust voll auszukosten.

Geräusche beim Sex

Was können Sie außerdem noch tun, um mehr Vertrautheit zu erreichen? Eine weitere Möglichkeit wäre, Ihrem Partner Ihre Gefühle mitzuteilen. Beispielsweise indem Sie sich erlauben, beim Sex Geräusche von sich zu geben. Ich sage »sich erlauben«, weil manche Menschen damit Schwierigkeiten haben. Wenn jemand sich nicht ausreichend konzentrieren kann, um zum Orgasmus zu kommen, wenn er seine Gefühle auf irgendeine Weise verbalisiert, ist das vollkommen verständlich.

Aber die meisten Menschen schweigen aus einem anderen Grund: Es ist ihnen peinlich, zum Ausdruck zu bringen, wie viel Lust sie empfinden. Wenn Sie diese Scham überwinden, so ist das ein Zeichen, wie sehr Sie Ihrem Partner vertrauen – es ist ein *intimer Akt*. Und wenn Sie sich wirklich lieben und nicht nur Sex haben, so können Sie Ihrem Partner Ihre Gefühle vermitteln, indem Sie ihm sagen, wie sehr Sie ihn lieben.

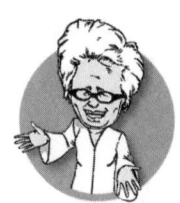

Teilen Sie Ihrem Partner mit, wie Sie sich fühlen – durch Worte oder einfach durch lustvolle Laute.

Geben Sie Hinweise

Sie können Ihre Stimme natürlich nicht nur dazu benutzen, um Ihre Lust zum Ausdruck zu bringen, sondern auch dazu, Ihrem Partner wertvolle Hinweise zu geben. Schon einfache Angaben wie »schneller«, »langsamer«, »stärker« oder »sanfter« reichen aus. Scheuen Sie nicht davor zurück, Ihrem Partner zu sagen, auf welche Weise Sie den gemeinsamen Sex am besten genießen können. Wenn Sie Hemmungen haben, diese Bedürfnisse mit Worten auszudrücken, oder wenn das Ihre Konzentration stört, dann geben Sie körperliche Hinweise. Wenn ein Mann möchte, dass sein Penis mehr stimuliert wird, muss er nur die Hand seiner Partnerin an die Stelle legen, wo er sie haben möchte. Wenn sie dagegen diese Kunst so beherrscht, dass er Angst hat, zu schnell zum Orgasmus zu kommen, kann er ihre Hand sanft wegnehmen. Beide Liebespartner müssen aufeinander eingestimmt sein und erkennen, wenn einer von ihnen ein Signal sendet, das beachtet werden sollte. Solche Momente sind übrigens nicht der richtige Zeitpunkt für Diskussionen. Wenn Ihr Partner um eine bestimmte Streicheleinheit bittet, dann sollten Sie ihm diese Bitte erfüllen. Später können Sie nach den Gründen fragen.

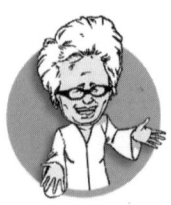

Lassen Sie Ihren Partner wissen, wie er Ihnen am meisten Genuss verschaffen kann.

Alle Hüllen fallen lassen

Ich kann verstehen, dass man lieber unter der Bettdecke bleibt, wenn es im Zimmer kalt ist. Bei manchen Menschen gründet sich dieser Wunsch jedoch auf ein Gefühl der Unsicherheit und mangelndes Selbstbewusstsein. Sie schämen sich, ihren Körper zu zeigen. Diese Scham verpasst der Vertrautheit einen ordentlichen Dämpfer. Visuelle

Signale sind sehr wichtig für das Entstehen von Intimität. Wenn ein Mann beispielsweise sieht, dass die Schamlippen seiner Partnerin ganz rot und geschwollen sind, weiß er, dass sie erregt ist, und das wiederum steigert seine eigene Erregung. Wenn die Vagina aber tief unter mehreren Bettdecken verborgen liegt, wird dieses besondere Signal nie ausgetauscht.

Diese Abneigung gegen das Entblößen des eigenen Körpers kann mehrere Ursachen haben. Es kann einfach nur übertriebene Schamhaftigkeit sein. Manche Familien sind sehr prüde, und diese Einstellung überträgt sich dann immer wieder auf die nächste Generation. Häufig liegt jedoch auch ein geringes Selbstwertgefühl zugrunde. Wenn eine Frau das Gefühl hat, ihre Oberschenkel seien zu dick, dann möchte sie nicht, dass ihr Partner sie nackt sieht – auch wenn sie sich ihrer Brüste oder ihres Genitalbereichs nicht schämt. Ich werde Leserinnen, die diese Befürchtungen haben, zwar nur schwer davon überzeugen können, dass ihre Partner längst nicht so negativ über ihre Oberschenkel denken wie sie selbst und sie ganz genau so mögen, wie sie sind. Aber ich kann Ihnen versichern, dass der Wunsch Ihres Partners, Ihre Brüste und Ihren Genitalbereich zu sehen, bei weitem stärker ist als alle eventuellen negativen Gedanken über irgendeinen anderen Ihrer Körperteile.

Für manche Menschen mag es schwierig sein, ihre Hemmungen zu überwinden (und ich sage »Menschen«, weil es natürlich auch Männer gibt, die nicht nackt gesehen werden möchten). Aber es ist möglich – lassen Sie sich einfach Zeit! Denn wie gesagt: Solange Sie in einer langfristigen Beziehung positive Veränderungen vornehmen, wird sich das unmittelbar auswirken.

Außerdem empfehle ich Ihnen, die Beleuchtung zu regulieren. Sie werden sich sehr viel weniger nackt fühlen, wenn Ihr Körper von sanftem Kerzenschein umhüllt wird, denn Tageslicht oder normale Beleuchtung offenbaren jede einzelne Pore. Wenn Sie Dimmer in Ihre Lichtschalter installieren lassen, erreichen Sie einen ähnlichen Effekt. Eine Glühbirne mit niedriger Wattzahl in der Schlafzimmerlampe tut es aber auch. Und wenn Sie wirklich nur ein winziges Schrittchen unternehmen wollen, stecken Sie ein Nachtlicht in die Steckdose Ihres Schlafzimmers, das wenigstens für eine minimale Beleuchtung sorgt.

Eine andere Strategie, Ihren Körper allmählich zu offenbaren, besteht darin, erotische Dessous zu tragen. Mit dieser Wäsche können Sie Körperteile kaschieren, die Sie nicht so gerne zeigen möchten, und andere enthüllen. Oder Ihre Figur so betonen, dass Ihr Partner Sie sehr sexy finden wird. Das unterstützt ihn nicht nur dabei, in Erregung zu geraten, vielleicht ist das auch für Sie ein Schritt in die richtige Richtung. Haben Sie sich erst einmal daran gewöhnt, solche Wäsche zu tragen, sind Sie vielleicht auch eher bereit, sich nackt zu zeigen.

Und schließlich gibt es einen Ort in Ihrer Wohnung,

wo man gleichzeitig nackt und bedeckt sein kann: Ihre Badewanne. Wenn Sie eine ordentliche Portion Schaumbad ins Wasser geben, sitzen Sie zwar nackt in der Wanne, sind aber von schützendem Schaum bedeckt. Laden Sie Ihren Partner zu einem gemeinsamen Bad ein, und vielleicht schalten Sie dabei alle Lichter aus und zünden stattdessen Kerzen an. Dazu noch ein Glas Champagner, auch das hilft über Hemmungen hinweg.

Wenn es zu intim wird

Manche Menschen glauben, in einer wirklich intimen Beziehung müsse man nicht nur den eigenen Körper entblößen, sondern seinem Partner auch jede Einzelheit aus seinem Leben erzählen – vor allem aus seinem Liebesleben. Ich bin da anderer Ansicht. Wenn Sie Ihrem Partner von früheren Liebesbeziehungen erzählen, wird er automatisch Vergleiche anstellen. Das jedoch fördert den Aufbau Ihrer eigenen, einzigartigen Beziehung nicht gerade. Das heißt nicht, dass Sie lügen oder behaupten sollten, dies sei Ihre erste intime Beziehung überhaupt. Aber Sie können ehrlich sein, ohne alles bis ins Detail schildern zu müssen. Ihr Partner soll nicht denken, Sie hätten irgendetwas zu verbergen, aber Sie müssen auch nicht jede Einzelheit erzählen. Außerdem bin ich der Meinung, dass Notlügen in bestimmten Situationen durchaus erlaubt und erforderlich sind. Wenn Ihr Partner Sie fragt, ob der Penis Ihres früheren Liebhabers größer war als seiner, und das tatsächlich zutrifft, dann sollten Sie ihm das nicht sagen. Warum sollten Sie ihn verunsichern? Was hätten Sie davon?

Wenn Sie Ihre Vergangenheit verschleiern, müssen Sie natürlich auch akzeptieren, dass Sie Ihren Partner nicht über seine früheren Bettgeschichten ausforschen können. Aber denken Sie einfach daran, dass es zu Ihrem Besten ist: Es macht nicht glücklich, von früheren leidenschaftlichen Affären seines Partners zu erfahren.

Und überlegen Sie sich auf jeden Fall gut, ob Sie Ihrem Partner Ihre sexuellen Fantasien mitteilen. Wenn es nichts Besonderes ist, beispielsweise eine Reise zu zweit auf eine einsame Insel, können Sie das ruhig erzählen. Wenn es aber extrem ungewöhnlich ist, müssen Sie schon sicher sein, dass Sie sich dadurch in den Augen Ihres Partners nicht abwerten, wie das folgende Beispiel zeigt:

Caroline und Andy

Caroline hatte gerade ein Buch über zwei Hausfrauen gelesen, die eine Beziehung miteinander eingegangen waren. Sie hatte zwar nie den Wunsch verspürt, mit einer Frau Sex zu haben, aber darüber zu lesen hatte sie doch erregt, und sie sprach mit ihrem Mann Andy über die Gefühle, die das Buch in ihr ausgelöst hatte. Sie wollte ihm einfach nur diese Erfahrung mitteilen, aber keineswegs andeuten, dass sie gern einmal Sex mit einer Frau hätte. Doch als beide später miteinander schliefen, schien Caroline besonders erregt zu sein. Andy schloss daraus, dass sie sich wohl Frauen beim Sex vorgestellt hatte. Der Gedanke ließ ihn nicht mehr los. Als beide wenige Tage später abends in einem Restaurant saßen, war er fest davon überzeugt, dass Caroline mit einer Frau geflirtet hatte, die ein paar Tische weiter saß. Auf der Heimfahrt sprach er sie darauf an, doch sie erklärte ihm, sie hätte nur das Kleid dieser Frau bewundert, weiter nichts. Aber Andy glaubte ihr nicht, und bald darauf stand für ihn fest, dass ihre Ehe bedroht war. Seine Lösung? Er zog los und kaufte sich Damenkleidung. Eines Abends verkleidete er sich dann heimlich als Frau, um Caroline zu überraschen. Er dachte, er könnte ihre angebliche Sehnsucht nach Sex mit einer Frau dadurch erfüllen, indem sie mit ihm in dieser Verkleidung Sex hatte. Natürlich zog Caroline, die ja überhaupt nicht mit einer Frau schlafen wollte, daraus den voreiligen Schluss, für Andy sei diese Behauptung nur ein Vorwand, damit er sich als Frau verkleiden konnte, und er sei insgeheim ein Transvestit.

Diese Situation wirkt vielleicht komisch, aber als die beiden in meine Sprechstunde kamen, war ihre Ehe zerrüttet. Andys Verkleidungsaktion hatte Caroline dermaßen schockiert, dass sie nichts mehr mit ihm zu tun haben wollte. Ich konnte die beiden davon überzeugen, dass das Ganze ein großes Missverständnis war; aber dieses Beispiel zeigt, warum Sie mit Fantasievorstellungen sehr vorsichtig umgehen sollten.

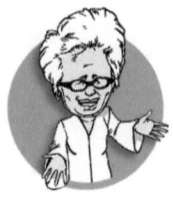

Seien Sie vorsichtig mit Ihren geheimen Wünschen.

Fetische

Bei Caroline hat Andys »Fetisch« einen Schock ausgelöst, aber es gibt natürlich auch echte Fetische. Wenn ein Mann beispielsweise nur dann eine Erektion bekommen kann, wenn er Damenunterwäsche trägt, dann wird eine Partnerin, mit der er eine ernsthafte Beziehung führt, das irgendwann herausfinden. Er muss dann genau überlegen, wie er ihr die Sache möglichst schonend beibringt, und dafür sorgen, dass die Beziehung auf einer soliden Basis ruht; denn auf Dauer wird er es nicht verheimlichen können.

Wenn Sie als Mann jedoch zwar gern Fantasien nachgehen, in denen Sie Damenunterwäsche tragen, aber auch so normal funktionieren – also Erektionen haben können – dann rate ich Ihnen, Ihre Fantasien unter Verschluss zu halten. Es sei denn, es ergibt sich einmal eine perfekte Situation für diese Enthüllung. (Angenommen, Ihre Partnerin zieht Ihnen aus Spaß einmal ihre Unterwäsche an. Dann könnten Sie ihr sagen, dass Sie dieses Spiel gern öfter wiederholen würden.)

Die körperliche Seite

Nun ist endlich der Zeitpunkt gekommen, um über die eigentliche Ausweitung Ihres sexuellen Horizonts zu sprechen. Ich nehme an, Sie sind keine Teenager mehr, die erst wenige Male Sex hatten. Stattdessen vermute ich einmal, dass Sie schon einige Jahre zusammen sind und bereits Hunderte, wenn nicht sogar Tausende Male miteinander geschlafen haben.

In diesem Fall könnte ich also davon ausgehen, dass Sie die Missionarsstellung mittlerweile perfekt beherrschen. Doch da Vermutungen manchmal gefährlich sein können, gehe ich *nicht* von dieser Annahme aus. Stattdessen nehme ich an, dass Sie zwar grundsätzlich wissen, wie man in dieser Stellung Sex hat, aber nicht mit den potenziellen Fallstricken vertraut sind, in die Sie dabei geraten können. Einige davon gelten zwar nur für die Missionarsstellung, bei anderen handelt es sich aber um allgemeine Hindernisse für guten Sex, auf die Sie bei jeder Stellung stoßen können.

Das erste Hindernis hat mit der Orgasmusfähigkeit der Frau zu tun: Manche Frauen kommen bei der Missionarsstellung zum Höhepunkt, für die überwiegende weibliche Mehrheit trifft das jedoch nicht zu.

Der Schlüssel zum Orgasmus der Frau ist die Stimulation der Klitoris. Bei den meisten Frauen wird beim Sexualakt in der Missionarsstellung die Klitoris nicht ausreichend stimuliert, um einen Orgasmus auszulösen. Das Gefühl, wie der Penis sich in ihrer Vagina vor und zurück bewegt, löst keine ausreichende Erregung bei ihnen aus, weil der Penis dabei nicht direkt mit der Klitoris in Berührung kommt.

Manche Frauen kommen – nach entsprechender Stimulation ihrer Klitoris während des Vorspiels – in der Missionarsstellung allein dadurch zum Orgasmus, dass ihr gesamter Vaginalbereich durch die stoßenden Bewegungen des Penis, der sich in ihrer Scheide vor und zurück bewegt, stimuliert wird. Es kann für eine Frau hilfreich sein, ein Kissen unter ihr Becken zu schieben. Dadurch ändert sich der Eintrittswinkel des Penis in die Vagina, sodass Penis und Klitoris direkt in Kontakt kommen. Derselbe Effekt lässt sich erreichen, wenn der Mann sich etwas aufrichtet und von einem höheren Punkt aus eindringt. Auf diese Weise kann er die Stimulation verstärken, die sein Penis und sein gesamter Lendenbereich auf die Klitoris ausüben. (Es gibt auch verschiedene Hilfsmittel, zum Beispiel Penisringe, die ein Mann über seinen Penis stülpen kann, um damit die Klitoris zu stimulieren. Ich habe allerdings meine Zweifel, dass die meisten Männer in der Lage sind, die Klitoris mit einem solchen Utensil erfolgreich »anzuvisieren«.)

Ein topografischer Exkurs

Die Klitoris befindet sich, von Hautfalten bedeckt, oberhalb der Stelle, wo die kleinen Schamlippen zusammenlaufen; über dem Scheideneingang, in den der Penis während des Geschlechtsaktes eindringt. Beim Sexualakt wird die Klitoris zwar stimuliert, aber nicht unmittelbar. Wenn Sie Ihren Zeigefinger und Ihren Daumen zu einem Kreis zusammenführen und sich die Klitoris an dem Punkt vorstellen, wo der Knöchel Ihres Zeigefingers ist, und dann den Zeigefinger Ihrer anderen Hand in diesen Kreis einführen, haben Sie ein anschauliches Bild des Sachverhalts vor sich.

Bei vielen Frauen reicht die ausschließliche Stimulation der Klitoris durch den Geschlechtsakt nicht aus, um einen Orgasmus auszulösen. Daher ist bei der Missionarsstellung die Orgasmuswahrscheinlichkeit für eine Frau am geringsten. Trotzdem wird gerade diese Stellung am häufigsten praktiziert.

Verlassen Sie sich nicht auf die Missionarsstellung, wenn Sie eine Frau sexuell befriedigen möchten.

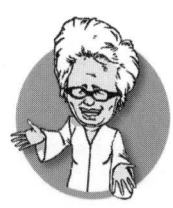

Die Missionarsstellung kann auch ein Problem darstellen, wenn Männer vorzeitig ejakulieren. Berichten zufolge haben Männer in dieser Stellung die geringste Kontrolle über ihren Orgasmus.

Heißt das, Sie sollten die Missionarsstellung am besten komplett aus Ihrem Schlafzimmer verbannen? So weit würde ich nicht gehen. Ist das jedoch die einzige Stellung, in der Sie Sex haben, und erlebt die weibliche Hälfte Ihrer Partnerschaft nie einen Orgasmus, müssen Sie Ihr sexuelles Repertoire eindeutig erweitern. Der Vorteil anderer Stellungen gegenüber der Missionarsstellung besteht darin, dass der Mann dabei seine Hände frei hat, um während des Liebesaktes die Klitoris seiner Partnerin zu stimulieren. Nimmt der Mann in der Missionarsstellung seine Position ein, muss er sich mit den Händen abstützen. Wenn die Frau dagegen auf ihm sitzt, kann er mit seinen Fingern ihre Klitoris streicheln, während sie ihren Körper auf seinem Penis auf und ab bewegt. Diese Kombination kann sehr effektiv sein und bei einigen Frauen dazu führen, dass sie zum Orgasmus kommen. In dieser oberen Position hat die Frau außerdem die Kontrolle darüber, wie tief und in welchem Tempo der Penis in ihre Scheide eindringt; auch das kann hilfreich sein, um bei ihr einen Orgasmus auszulösen. Außerdem kann der Mann in dieser Stellung die Brüste seiner Partnerin streicheln, was für manche Frauen eine entscheidende Voraussetzung für einen Höhepunkt ist.

Einige Männer mögen es nicht, dass sie nicht die Kontrolle haben, während ihre Partnerin die obere Stellung einnimmt. Die meisten gewöhnen sich aber leicht daran. Sie wollen, dass ihre Partnerin einen Orgasmus erlebt, und wenn sie dazu die Kontrolle abgeben müssen, dann sind sie auch dazu bereit. Wenn eine Frau nur dann zum Orgasmus kommen kann, wenn sie oben ist, aber beide Partner auch gern andere Stellungen ausprobieren möchten, dann müssen sie ihre Aktivitäten eben aufteilen: Sie können verschiedene Stellungen anwenden, in einem bestimmten Moment muss die Frau jedoch die obere Position einnehmen, um zum Orgasmus zu kommen. Und natürlich muss sie zuerst ihren Höhepunkt erreichen, weil der Penis des Mannes dazu in erigiertem Zustand sein muss. Bei jungen Männern kann zwar schnell eine zweite Erektion eintreten, nachdem sie bereits in einer anderen Stellung einen Orgasmus hatten. Mit zunehmendem Alter verlängert sich allerdings die Erholungsphase; es dauert also länger, bis wieder eine Erektion möglich ist. Für Männer jenseits der Zwanziger wird es daher meistens problematisch, wenn sie kurz nach ihrem Orgasmus in der einen Stellung schnell eine zweite Erektion haben möchten, um direkt anschließend ihre Partnerin in der Reiterstellung befriedigen zu können. Und wenn ein Mann schon anfängt, besorgt darüber nachzudenken, ob es wohl mit einer zweiten Erektion klappt, dann wird es – wie Sie ja inzwischen wissen – mit Sicherheit schwierig.

Ein Vorbehalt

Ehe ich zu weiteren Stellungen komme, möchte ich Sie noch auf eine mögliche Einschränkung hinweisen: Zu einem Orgasmus gehören zwei Komponenten – eine seelische und eine körperliche. Manche Frauen empfinden es als starke Ablenkung, wenn sie einen aktiven Part übernehmen, also etwa auf ihrem Partner sitzen und ihren Körper auf seinem Penis auf und ab bewegen sollen. Sie müssen sich ausschließlich auf ihre Empfindungen an ihrer Klitoris konzentrieren, um ein ausreichendes Erregungsniveau für den Höhepunkt zu erreichen. Für diese Frauen spielt es daher keine Rolle, welche Stellung der Mann verwendet: Ihr Orgasmus muss entweder vor oder nach dem Geschlechtsakt über die direkte Stimulation der Klitoris ausgelöst werden.

Die meisten Frauen, die in diese Kategorie fallen, können entweder mit der Zunge oder den Fingern des Partners ausreichend stimuliert werden. Bei manchen Frauen genügt das jedoch nicht; sie brauchen die starken Empfindungen, die ein Vibrator an der Klitoris hervorruft. Und einige können sich auch nur selbst zum Höhepunkt bringen, weil dazu eine ganz bestimmte Abfolge von Empfindungen erforderlich ist. Für manche Frauen ist das sogar die einzige Möglichkeit, einen Orgasmus zu erleben.

Mir ist schon klar, dass all diese Szenarien so weit von

dem entfernt sind, was in den zuvor erwähnten Filmen gezeigt wird, dass Sie vielleicht enttäuscht sind. In einer Paarbeziehung möchten beide Partner einander zum Orgasmus bringen, und zwar am liebsten dadurch, dass der Penis des Mannes in die Vagina der Frau eindringt. Und mit Sicherheit ohne den Einsatz irgendwelcher mechanischer Geräte. Aber da es beim Sex vor allem darauf ankommt, dass jeder Partner sexuelle Befriedigung findet, ist es weit besser, dass eine Frau mithilfe eines Vibrators ihren Höhepunkt erreicht – wenn das die einzige Möglichkeit ist –, als sexuell frustriert zu sein.

Vielleicht kann ihr Partner ja den Vibrator bei ihr anwenden und wenigstens auf diese Weise an ihrem Erlebnis teilhaben, das wäre natürlich schön. Kann sie jedoch den Vibrator nur selbst effektiv einsetzen, weil sie ganz bestimmte Reize braucht, dann ist das eben so. Die beiden können ihr Sexualleben trotzdem abwechslungsreich gestalten, indem sie verschiedene Stellungen nutzen, ehe jeder von ihnen auf die eine oder andere Weise zum Orgasmus kommt.

Wenn eine Frau ohne Vibrator zum Orgasmus kommen konnte, bevor sie diese Praktik beim Masturbieren eingeführt und sich so sehr daran gewöhnt hat, dass sie ohne Vibrator keinen Orgasmus mehr bekommen kann, dann wird es unter Umständen schwierig, sie wieder davon abzubringen. Sie sollte in diesem Fall den Vibrator benutzen, bis sie kurz vor dem Höhepunkt ist, und dann sollte ihr Partner die Stimulation bis zum Orgasmus fortsetzen.

Im Lauf der Zeit sollte sie die Stimulationsphase mithilfe des Vibrators allmählich reduzieren. Konnte eine Frau jedoch immer nur mit einem Vibrator zum Orgasmus kommen, rate ich davon ab, sich allzu sehr darum zu bemühen, diese Praktik aufzugeben, weil es wahrscheinlich nicht funktionieren wird. Wie gesagt: Es ist sehr viel besser, überhaupt Orgasmen zu erleben, als sich zu sehr den Kopf darüber zu zerbrechen, auf welche Weise das gelingt.

Mögliche Stellungen

Frauen, die durch manuelle Stimulation der Klitoris zum Höhepunkt kommen, sollten einmal Alternativen zur Missionarsstellung ausprobieren. Beispielsweise die bereits erwähnte *Reiter-* oder auch die *Seite-an-Seite-Stellung*, bei der die Beine der Partner ineinander liegen wie die beiden Klingen einer Schere. In diesen Stellungen wenden beide Partner einander das Gesicht zu, und der Mann kann während des Geschlechtsaktes sowohl Brüste und Gesicht als auch die Genitalien seiner Partnerin streicheln. (Diese Stellung ist auch gut geeignet, wenn die Frau schwanger ist.)

In der *Hündchenstellung* greift der Mann von hinten um seine Partnerin herum, um ihre Klitoris und ihre Brüste zu stimulieren. Das erfordert von Seiten des Mannes etwas mehr Anstrengung und kann ihn ablenken, aber viele Paare mögen diese Variante des Liebesspiels, zumindest gelegentlich. Bei dieser Stellung sind verschiedene Abwandlungen möglich: Entweder knien beide Partner im Bett. Oder die Frau kniet an der Bettkante, während ihr Partner hinter ihr steht. Sie könnte auch stehen und sich vorn über einen Stuhl beugen. Die Kunst bei all diesen Variationen besteht darin, für die richtigen Höhenverhältnisse zu sorgen, sodass der Mann seinen Penis ohne Schwierigkeiten in die Vagina seiner Partnerin einführen kann. Sollte das ein Problem sein, kann er einen Hocker oder ein Telefonbuch zu Hilfe nehmen, um Höhenunterschiede auszugleichen. Und vergessen Sie nicht: Auszuprobieren, wie Ihre Körper am besten zusammenpassen, ist Teil des Vergnügens!

Nutzen Sie Ihr Mobiliar

Eine weitere Möglichkeit wäre, dass *sie* sich auf ein Möbelstück setzt, das Gesicht dem vor ihr stehenden Partner zugewandt, der ihre Klitoris stimuliert. Für diese Variante eignet sich ein Tisch, eine Kommode oder auch die Küchenanrichte. Das Möbelstück muss nur die richtige Höhe haben, damit *er* seinen Penis in ihre Vagina einführen kann. Auch in diesem Fall können ein Hocker oder ein Telefonbuch die Lösung sein, falls keines Ihrer Möbelstücke die passende Höhe für Ihre Bedürfnisse hat. Die meisten Betten sind zu niedrig für diese Stellung, Sie können aber die Höhe entsprechend verstellen – dafür gibt es sogenannte Bett-Erhöher. Sie sind eigentlich dazu gedacht, den Speicherraum unter dem Bett zu vergrößern oder älteren Menschen das Aufstehen zu erleichtern, eignen sich aber auch für unsere Zwecke. Dann könnte *sie* sich unten an die Bettkante legen, während *er* vor ihr steht. Das wäre für beide sehr bequem und selbst für ältere Paare empfehlenswert.

Ein ganz normaler Esszimmerstuhl bietet ebenfalls verschiedene Möglichkeiten für Ihr Liebesspiel. Der Mann kann auf dem Stuhl sitzen, die Frau rittlings auf ihm; entweder mit dem Gesicht oder mit dem Rücken zu ihm. Die letztere Variante bietet zwei Vorteile: Erstens kann sie sich in dieser Position mit den Füßen auf dem Boden abstützen, was wahrscheinlich nicht möglich ist, wenn sie ihrem Partner das Gesicht zuwendet (das hängt natürlich von ihrer Größe ab). Dadurch übt sie weniger Druck auf ihren Partner aus und kann sich leichter auf und ab bewegen. *Er* kann ebenfalls leichter um sie herum greifen und ihre Klitoris erreichen, als wenn er seine Hand zwischen sich und seine Partnerin quetschen muss, wie das in der ersten Variante der Fall wäre. Meine einzige Warnung: Bewegen Sie sich nicht zu wild – der Stuhl könnte sonst unter Ihnen zusammenbrechen und Ihr Liebesspiel ein schmerzhaftes Ende nehmen.

Es gibt übrigens Stühle, die speziell für den Sexualakt konzipiert sind. Mit Steigbügeln, sodass die Frau sich mit den Füßen abstützen kann; und verstellbarem Sitz, der für jedes Paar die perfekte Höhenanpassung bietet. Diese Stühle sind allerdings recht teuer. Doch der wesentliche Grund, warum nicht mehr Paare einen solchen Stuhl besitzen, ist wohl der offenkundige Verwendungszweck – in unserer Gesellschaft geben ja selbst verheiratete Paare nur ungern zu, dass sie Sex haben. Ein paar einfache Schaumstoffkissen sind in den verschiedenen Positionen aber ebenso hilfreich und haben den Vorteil, dass sie sich einfach im Wandschrank verstauen lassen. Oder Sie sagen neugierigen Besuchern, die einen Blick in Ihr Schlafzimmer werfen, dass Sie es sich mit den Kissen beim Fernsehen so richtig gemütlich machen...

Schonen Sie Ihren Rücken

Diejenigen unter Ihnen, die etwas wagemutiger oder sogar richtig sportlich sind, können den Sexualakt auch praktizieren, indem *er* seine Partnerin im Stehen vor sich in der Luft hält. Damit sind allerdings zwei Probleme verbunden: Erstens hat er dann seine Hände nicht frei, um seine Partnerin zusätzlich zu streicheln. Zweitens erfordert es schon einiges an athletischem Können und Kraft, um diese Stellung lange zu halten. Jeder Mann, der irgendein Rückenleiden hat, sollte diese Stellung lieber nicht ausprobieren. Das ist eine Position, die man in Pornofilmen sehen kann; ich bezweifle allerdings, dass viele Menschen sie im wirklichen Leben anwenden.

Dasselbe gilt für viele Stellungen, die im *Kamasutra* gezeigt werden. Wenn Sie sie ausprobieren wollen, nur zu! Aber für die meisten dieser Stellungen gilt, dass Sie beide schon sehr geschickt sein müssen, um Ihre Körper auf die Weise miteinander zu verbinden, wie das auf den Abbildungen zu diesen antiken Texten vorgeschlagen wird – geschweige denn, sich leidenschaftlich zu lieben. Da gibt es andere Bücher, wie etwa *The New Joy of Sex* von Alex Comfort und Susan Quilliam (das auch auf Deutsch unter diesem Titel erscheint), in dem viele verschiedene Stellungen abgebildet sind, die etwas gewagter sind als die allgemein üblichen Positionen, aber doch nicht so außergewöhnlich wie die Vorschläge im *Kamasutra*. Ich bin absolut dafür, dass Sie einige davon ausprobieren. Sie sollten sich während dieser Experimente nur nicht darüber aufregen, wenn Sie feststellen, dass die meisten dieser Stellungen für Sie beide nicht geeignet sind.

Nehmen Sie sich Zeit

Nach meinem letzten Kommentar ist dies eine gute Stelle, um die Frage des richtigen Tempos anzusprechen. Abends im Bett haben beide Partner vielleicht Lust auf Sex, wissen aber auch, dass sie am nächsten Tag früh aufstehen müssen, weil die Arbeit ruft. Der Zeitdruck sitzt ihnen also im Nacken. Dann greifen Sie am besten auf die altbewährten Methoden zurück und lieben sich im Bett. Bei anderer Gelegenheit sollten Sie sich jedoch die Zeit nehmen, um in Ruhe zu experimentieren.

Je langsamer Sie vorgehen, desto stärker wird Ihre Erregung sein; und je erregter Sie sind, desto intensiver und lustvoller wird Ihr Höhepunkt sein. Sind Ihre beiden Körper also miteinander verbunden, während Sie auf einem Stuhl sitzen, sollten Sie diese Verbundenheit einfach eine Weile bewusst genießen, ganz ohne Stoßbewegungen. Küssen Sie einander. Streicheln Sie sich gegenseitig am ganzen Körper. Gestalten Sie diesen Moment so liebevoll, wie Sie nur können. Und nehmen Sie sich dann auch die Zeit, um ganz langsame Stoßbewegungen auszuführen. Sie werden auf diese Weise nicht zum Orgasmus kommen, ich weiß. Aber es wird trotzdem ein sehr genussvolles Erlebnis sein, und ein sehr romantisches dazu. Und genau darauf kommt es an: Beim Sex geht es nicht nur darum, zum Orgasmus zu kommen – verwandeln Sie den Sexualakt in einen Liebesakt!

Oralsex

Bei der *69er-Position* liegen sich beide Partner so gegenüber, dass der Kopf des einen Partners jeweils in Richtung der Füße des anderen liegt, und jeder mit dem Mund die Genitalien des anderen stimulieren kann. Es ist noch gar nicht so lange her, da galt jede Form von Oralsex als »gewagt«. Aber heutzutage ist diese Art, sich gegenseitig zu befriedigen, unter jungen Leuten gang und gäbe; sie betrachten das eigentlich gar nicht als Sex. Sie nehmen diese Praktiken einfach in ihr sexuelles Repertoire auf und üben sie auch weiterhin aus, wenn sie älter werden. Einigen älteren Menschen dagegen ist bei dem Gedanken an Oralsex noch immer unbehaglich zumute.

Zum einen hat dies hygienische Gründe. Da im Genitalbereich auch die Harnröhre mündet, schrecken manche Menschen vor Oralsex zurück. Sie fürchten, der Penis oder die Vagina des Partners könnte nicht so ganz sauber sein. Um diese Bedenken auszuräumen, könnten Sie beispielsweise vor dem Sex mit Ihrem Partner gemeinsam duschen oder baden. Wenn Sie den Genitalbereich Ihres Partners gerade gereinigt haben, brauchen Sie sich in puncto Sauberkeit keine Sorgen mehr zu machen. Außerdem kann das gegenseitige Reinigungsritual selbst schon sehr erregend sein – ein weiterer Grund, seine inneren Widerstände zu überwinden.

Manche Frauen schrecken vor oralem Sex zurück, weil

sie fürchten, ihr Partner könnte in ihrem Mund ejakulieren. Hier lautet meine Empfehlung: Sprechen Sie mit Ihrem Partner darüber und lassen Sie ihn »schwören«, dass das nicht passieren wird – auch wenn Samenflüssigkeit überhaupt nichts enthält, das Ihnen irgendwie schaden könnte (vorausgesetzt natürlich, Ihr Partner ist nicht mit einer sexuell übertragbaren Krankheit infiziert). Gelegentlich werde ich gefragt, wie viele Kalorien Samenflüssigkeit enthält. Diese Frage ist absolut lächerlich. Der Kaloriengehalt ist jedenfalls so minimal, dass er keine Rolle spielen sollte.

Doch selbst wenn der Mann nicht im Mund seiner Partnerin ejakuliert, wird sie sehr wahrscheinlich mit einer anderen Flüssigkeit in Berührung kommen, die manche als »Lusttropfen« bezeichnen. Die Cowper-Drüse sondert einige Zeit vor dem Samenerguss etwas Flüssigkeit als Gleitmittel ab, ehe das Ejakulat während des Orgasmus ausgestoßen und in die Harnröhre geleitet wird. Es sind nur ein paar Tröpfchen, aber es ist eben etwas Flüssigkeit, und manche Frauen finden das abstoßend. Sie halten es wahrscheinlich für Sperma.

Wenn der einzige Einwand einer Frau gegen Oralsex darin besteht, dass sie keine Flüssigkeit aus der Harnröhre ihres Partners in ihrem Mund haben möchte, wäre ein Kondom eine mögliche Lösung des Problems. Ich verstehe, dass dies nicht ganz dem entspricht, was ein Mann sich erträumt, aber vielleicht könnte er sich trotzdem auf den Kompromiss einlassen. Nach dem Motto: Immerhin besser als gar nichts. Außerdem besteht die Aussicht, dass eine Frau später eventuell doch bereit ist, den Penis ihres Partners ohne Kondom zu stimulieren, wenn sie sich erst einmal an oralen Sex mit Kondom gewöhnt hat. Vergessen Sie nicht, dass es Kondome in vielen verschiedenen Geschmacksrichtungen gibt, die das Ganze vielleicht etwas verlockender machen – zumindest für Ihre Partnerin.

Coitus interruptus

Eine umstrittene Möglichkeit der Schwangerschaftsverhütung ist der Coitus interruptus, der sogenannte Rückzieher. Der Mann zieht dabei kurz vor dem Samenerguss seinen Penis aus der Vagina seiner Partnerin. Bevor es zum Samenerguss kommt, sondert die Cowper-Drüse jedoch die erwähnten »Lusttropfen« ab. Diese Flüssigkeit selbst enthält zwar keine Samenzellen, aber es können noch von der letzten Ejakulation Spermien in der Harnröhre des Mannes verblieben sein, die nun mit den Lusttropfen hinausgespült werden und so in die Vagina seiner Partnerin gelangen. Die Chancen, auf diese Weise schwanger zu werden, sind zwar sehr gering, aber ganz auszuschließen ist es nicht. Daher ist diese Rückzugsmethode auch keine effektive Form der Schwangerschaftsverhütung.

Frauen, die noch nie Oralsex praktiziert haben, fragen mich häufig, wie sie das überhaupt machen sollen. Ich rate ihnen dann immer, mit einem Eishörnchen zu üben. Kaufen Sie sich eine Kugel Eis in der Waffel und stellen Sie sich vor, dies sei der Penis Ihres Partners. Lecken, saugen, spielen Sie mit Ihren Lippen daran – nur kein Stück abbeißen! Wenn Sie dann das »reale Objekt« vor sich haben und Ihnen die Sache vielleicht doch nicht mehr so ganz geheuer ist, tun Sie einfach so, als sei es ein Hörnchen. Das sollte Ihnen über die »Angst vorm ersten Mal« hinweghelfen.

Seit der Film *Deep Throat* in den Kinos zu sehen war, meinen viele Frauen, sie müssten den Penis ihres Partners ganz in den Mund nehmen. Da die meisten dazu aber nicht in der Lage sind und sehr schnell anfangen zu würgen, fühlen sie sich wie Versagerinnen. Erstens habe ich ja bereits mehrfach erwähnt, dass Sie die Realität nicht an dem messen sollten, was Sie in Filmen sehen – das gilt vor allem für Pornofilme. Zweitens ist der empfindsamste Teil des Penis das sogenannte Frenulum, das Vorhautbändchen unterhalb der Eichel. Und es ist viel effektiver, nur die Teile zu stimulieren, die bei Ihrem Partner die intensivsten Lustgefühle auslösen, als seinen gesamten Penis in den Mund zu nehmen.

Was die orale Stimulation der Klitoris betrifft, so ist ein Mann tatsächlich auf die Hilfe seiner Partnerin angewiesen. Denn welche Art der Stimulation die stärkste

Erregung auslöst, ist bei jeder Frau anders. Bei manchen Frauen ist es erforderlich, die Klitoris mit der Zunge möglichst stark zu stimulieren. Bei anderen ist die Klitoris im erregten Zustand so empfindlich, dass sie eine direkte Berührung nicht ertragen. Bei diesen Frauen reicht eine Stimulation der Klitorisumgebung aus, um einen Orgasmus auszulösen.

Sicherer Oralverkehr

Für den Fall, dass Sie mit einer Frau Oralsex praktizieren, bei der Sie nicht genau wissen, ob sie mit einer sexuell übertragbaren Krankheit infiziert ist oder nicht, möchte ich noch ein paar Worte über sicheren Cunnilingus hinzufügen. Manche Männer verwenden ein sogenanntes Dental Dam, ein Latextuch, das über den weiblichen Genitalbereich gelegt wird. Ich glaube nicht, dass diese Methode ausreichenden Schutz bietet – diese Tücher sind einfach zu klein. Mit Plastikfolie könnte man zwar eine größere Fläche abdecken, aber die normale Haushaltsfolie würde wahrscheinlich nicht sehr lange standhalten und einreißen. Wie gesagt: Der beste Schutz besteht darin, nur mit einem einzigen Partner Sex zu haben, von dem man sicher weiß, dass er keine ansteckenden Krankheiten hat.

Und woher weiß nun ein Mann, was er tun muss? Seine Partnerin muss es ihm sagen. Sie sollte es ihm entweder verbal mitteilen oder seinen Kopf sanft in die richtige Richtung lenken. Wenn er schon weiß, dass er an einem bestimmten Punkt aufhören muss, die Klitoris mit seiner Zunge zu stimulieren, dann könnte man für diesen Moment ein Zeichen vereinbaren. Wenn er es noch nicht weiß, muss sie ihm die Sache erklären, damit er beim nächsten Mal Bescheid weiß.

An dieser Stelle sind noch ein paar andere Punkte zu klären. Der erste hat damit zu tun, dass Muskeln ermüden. Bei manchen Frauen dauert es sehr lange, bis sie zum Orgasmus kommen. Und was anfangs eine angenehme Beschäftigung sein kann, wird für einen Mann bald ermüdend. Unser Mund und unsere Zunge üben diese Art der Tätigkeit sonst nicht über einen längeren Zeitraum aus; nach einer Weile kann die Stimulation für den Mann also etwas mühsam werden. Stöhnt seine Partnerin jedoch »Nicht aufhören, nicht aufhören«, weiß er, dass er weitermachen muss. Er könnte aber vom Lecken zum Saugen überwechseln. Da beide Aktivitäten unterschiedliche Muskeln erfordern, kann sich der andere Bereich der Mundmuskulatur jeweils entspannen. Und wenn Ihre Mund- oder Nackenmuskulatur zusammenzubrechen droht, nehmen Sie Ihre Finger zu Hilfe. Wenn Ihre Partnerin sehr erregt ist, spielt es für sie wahrscheinlich keine Rolle, mit welchem Körperteil Sie ihre Klitoris unterstützen. Hauptsache, die angenehmen Empfindungen dauern an.

Analsex

Ebenso, wie viele junge Menschen Oralsex praktizieren, um den eigentlichen Geschlechtsakt zu vermeiden, haben sie mittlerweile auch den Analverkehr in ihr Repertoire aufgenommen. Um »Jungfrau« zu bleiben, greifen sie auf alle möglichen Alternativen zum Vaginalverkehr zurück, daher gewinnt Analsex zunehmend an Beliebtheit. Manche dieser Aktivitäten nehmen vielleicht aber auch deswegen zu, weil heute sehr viele junge Menschen mit ihrem Sexualleben experimentieren und praktisch alles ausprobieren – beispielsweise wie es ist, Sex mit Partnern beiderlei Geschlechts zu haben.

Doch zurück zum eigentlichen Thema: Wenn zwei Menschen Spaß am Analsex haben und diese Form des Sexualverkehrs so praktizieren, dass keine Infektionsgefahr besteht, ist das in Ordnung. Sollten Sie Analsex als eine Möglichkeit in Betracht ziehen, Ihren sexuellen Horizont zu erweitern, sollten Sie jedoch ein paar Vorsichtsmaßnahmen beachten. Die größte Gefahr beim Analsex besteht darin, sich mit einer sexuell übertragbaren Krankheit anzustecken. Da der Anus nicht für Sex konzipiert ist, besteht ein höheres Risiko, dass es zu Hautverletzungen und Blutungen kommt. Und damit steigt auch das Infektionsrisiko. Wenn beide Partner mit hundertprozentiger Sicherheit wissen, dass sie gesund sind, besteht natürlich keine Gefahr. Aber diese hundertprozentige Sicherheit kann nur ein aktueller Bluttest bieten. Nicht jeder, der mit einer sexuell übertragbaren Krankheit infiziert ist, zeigt auch Symptome. Trotzdem kann er seinen Partner anstecken, und bei diesem kann die Infektion dann schwerwiegende Folgen haben. Daher sollten Sie immer Kondome verwenden. Auch ein Gleitmittel ist unbedingt erforderlich, um der Verletzungsgefahr und Schmerzen vorzubeugen. Da im Anus keine natürliche Gleitflüssigkeit abgesondert wird wie in der Vagina, ist ein entsprechendes Präparat notwendig. Es gibt spezielle Mittel für Analsex (zum Beispiel *Exxtreme Glide, Aqua-Glide Anal* oder *easy Anal*), die kondomverträglich sind. Vaseline oder mineralölhaltige Produkte aus Ihrem Apothekenschränkchen eignen sich dagegen überhaupt nicht: Sie greifen das Material an, sodass die Kondome ihre Schutzfunktion einbüßen.

Wie bereits erwähnt, erleben manche Frauen Analverkehr nicht nur als lustvoll, sondern kommen dadurch auch zum Orgasmus. Viele Frauen fühlen sich jedoch nicht wohl dabei. Das kann damit zusammenhängen, dass beide Partner einfach zu wenig Erfahrung mit dieser Form der Sexualpraktik haben. Am besten führt der Partner anfangs nur einen Finger oder einen dünnen Dildo in den

Anus seiner Partnerin ein. Sobald sie sich an dieses Gefühl ein wenig gewöhnt hat, kann er es mit zwei Fingern oder einem dickeren Dildo versuchen. Schließlich kann der Mann seinen Penis einführen, allerdings sehr langsam und vorsichtig. Es ist besser, jedes Mal immer nur einen kleinen Teil des Penis einzuführen, sodass die analen Schließmuskeln langsam gedehnt und auf die Penetration vorbereitet werden.

Wenn der Mann beim Analsex seinen erigierten Penis zu schnell ganz in den Anus seiner Partnerin einführt, wie er dies vom Vaginalverkehr her kennt, wird das für sie wahrscheinlich so schmerzhaft sein, dass damit dieses Experiment ein für alle Mal abgeschlossen ist. Wenn eine Frau sich beim Analsex jedoch auch bei vorsichtiger Herangehensweise nie wohlfühlt, sollten beide diese Variante einfach aus ihrem Repertoire streichen. Niemand sollte in eine sexuelle Stellung gezwungen werden, die er nicht als lustvoll erlebt.

Falls Sie jedoch Analsex in Ihr Liebesspiel aufnehmen sollten – und dazu gehört auch die Stimulation des Anus mit dem Finger –, müssen beide Partner darauf achten, dass keine fäkalen Bestandteile in die Vagina gelangen. Das könnte sonst zu einer Infektion führen. Der Mann muss seine Hände oder seinen Penis nach dem analen Kontakt gründlich waschen, ehe er den Vaginalbereich seiner Partnerin berührt oder in ihre Vagina eindringt. Und falls er ein Kondom benutzt hat, muss das entsprechend entsorgt werden. Das klingt vielleicht selbstverständlich, aber Sie wissen ja: »Shit happens.«

Andere Körperöffnungen

Manche Menschen sind sehr experimentierfreudig und probieren alles Mögliche aus. Ich erwähne das, falls Sie Lust haben sollten, Ihren Penis ins Ohr Ihrer Partnerin zu stecken oder zwischen ihre Brüste, oder ihre Klitoris mit Ihrem großen Zeh zu stimulieren – das wäre vollkommen in Ordnung. Ich glaube nicht, dass diese Formen des Sexualverkehrs irgendwann an die Stelle der allgemein üblichen Varianten treten werden, aber solange es Ihnen beiden Spaß macht, haben Sie meine Zustimmung.

Druck ist tabu

Allerdings bin ich strikt dagegen, jemanden zu irgendeiner sexuellen Handlung zu zwingen, indem man ihn stark unter Druck setzt. Natürlich soll im Schlafzimmer keine Langeweile aufkommen, und deshalb müssen Sie gelegentlich schon etwas Risikofreude an den Tag legen. Aber es gibt genug Möglichkeiten, sodass Sie ruhig die eine oder andere ausschließen können. Das dürfte kein großes Problem sein.

Und vergessen Sie nicht: Wenn Sie bereit sind, eine besondere Stellung oder eine bestimmte sexuelle Handlung auszuprobieren, gehen Sie damit keine Verpflichtung ein, dies ein weiteres Mal zu tun. Aber während ich nach wie vor betone, dass kein Partner den anderen unter Druck setzen sollte, könnten Sie doch in Erwägung ziehen, sich selbst etwas unter Druck zu setzen, um Ihren sexuellen Horizont zu erweitern.

Nicht jedermanns Sache

Gerade habe ich Sie dazu ermuntert, Ihren sexuellen Horizont zu erweitern. Manche sexuellen Handlungen sind allerdings einfach nicht jedermanns Sache. Bondage, Sadismus und Masochismus sowie ein paar andere Sexualpraktiken fallen in diese Kategorie. Diese Richtung sollte man meines Erachtens wirklich nur einschlagen, wenn beide Partner den Drang dazu verspüren. Diese Praktiken können so starken Widerwillen auslösen, dass jedes Gefühl sexueller Lust im Keim erstickt wird. Wenn beide Partner sich darauf einigen, einmal etwas auszuprobieren, das nicht so der Norm entspricht, habe ich nichts dagegen. Bei den geringsten Bedenken hat ein Partner jedoch nicht nur das Recht, »Nein« zu sagen, sondern handelt damit sogar verantwortungsbewusst. Denn eine Einwilligung könnte im schlimmsten Fall dazu führen, dass die

Beziehung in die Brüche geht. Sie müssen also einerseits auf Ihren gesunden Menschenverstand hören und andererseits etwas Risikofreude an den Tag legen, um die richtige Mischung für sich und Ihren Partner zu finden.

Eine Strategie entwickeln

Einige mögliche Stellungen habe ich ja nun bereits beschrieben. Es gibt noch viele andere, aber die werden Ihnen wahrscheinlich trotz aller Bemühungen nicht gelingen. Das spielt jedoch keine Rolle, solange Sie mit der richtigen Einstellung an diese Experimente herangehen und die Sache mit Humor nehmen. Es ist vollkommen okay, wenn Sie versuchen, Ihren Körper in einer bestimmten Stellung dermaßen zu verdrehen, dass es aussieht, als würden Sie Twister spielen. Sie müssen nur darüber lachen können, falls es nicht funktioniert. Es kommt einfach nur auf die richtige Einstellung an, ob Ihre Versuche nun von Erfolg gekrönt sind oder nicht. Es lohnt sich nicht, sich darüber aufzuregen, dass eine bestimmte Position bei Ihnen nicht funktioniert. Solange Sie beide nackt herumtollen und Spaß daran haben, herauszufinden, welche Empfindungen sich an allen möglichen Körperteilen auf welche Weise hervorrufen lassen, spielt es wirklich keine Rolle, ob Sie nun tatsächlich in der Lage sind, Teil A so in Schlitz B einzuführen, dass so etwas Ähnliches wie ein

Geschlechtsakt stattfindet. Klappt es nicht, lassen Sie es eben bleiben und lieben sich einfach wie gewohnt. *Wie* Sie letztendlich sexuelle Befriedigung finden, ist gar nicht so wichtig. Zögern Sie also nicht, irgendeine bestimmte Stellung auszuprobieren, aber betrachten Sie die Sache einfach als ein Experiment, bei dem es keine Rolle spielt, ob es erfolgreich ist oder schiefgeht.

Platz für Ihr Liebesspiel

Verschiedene Stellungen auszuprobieren ist *eine* Möglichkeit, Ihr Sexualleben aufzupeppen; ein Standortwechsel wäre eine andere. Ihr Liebesleben an eine andere Stelle des Hauses zu verlegen birgt über die bloße Veränderung der Kulisse hinaus noch weitere Vorteile: Das Mobiliar bietet Ihnen hinsichtlich der einzelnen Stellungen verschiedene Optionen. Falls Sie einen Kamin besitzen, so kann es sehr romantisch sein, sich vor den lodernden Flammen zu lieben. Im Bad steht Ihnen als zusätzliche Attraktion Wasser zur Verfügung. Aber vergessen Sie nicht, dass die harten Flächen im Bad auch eine Gefahr darstellen, bewegen Sie sich also mit Vorsicht! Und da wir gerade beim Thema »harte Flächen« sind – falls Sie Ihren Wintergarten, der allerdings keine bequeme Liegemöglichkeit bietet, besonders erotisch finden und sich dort lieben möchten, nehmen Sie einfach eine Luftmatratze oder eine Yogamatte mit.

Betten bieten unter anderem den Vorteil, dass man die Laken leicht wechseln und reinigen kann, wenn sie verschmutzt sind. Das sollte Sie jedoch nicht davon abhalten, sich beispielsweise auf dem Sofa zu lieben. Legen Sie einfach ein saugfähiges Handtuch unter.

Haben Sie sich schon einmal in der Abstellkammer geliebt? Klingt ziemlich verrückt, ich weiß. Aber diese kleinen Kammern haben etwas zu bieten, das Sie sonst nicht so leicht finden: absolute Dunkelheit. Wenn Sie sich nackt in einer pechschwarzen, engen Umgebung befinden, dann fühlen Sie sich verwundbar. Sie haben das Bedürfnis, in den Armen Ihres Partners Schutz zu suchen. Sie fühlen sich stärker miteinander verbunden. Selbst wenn Sie keinen Sex haben, ist das ein romantisches Erlebnis. Ihr Tastsinn wird gesteigert. Sie nehmen die Atemgeräusche Ihres Partners intensiver wahr. Probieren Sie einfach aus, ob Sie diese Erfahrung am Ende nicht doch faszinierend finden, selbst wenn es bei dem einen Mal bleiben sollte.

Oder was halten Sie davon, Ihr Liebesspiel zur Abwechslung ins Freie zu verlegen? Eine frische Brise, die leicht über Ihren nackten Körper streicht, kann sehr erregend sein. Sie müssen nur ein paar Vorsichtsmaßnahmen treffen, um sich vor neugierigen Blicken, Insektenstichen und Sonnenbrand zu schützen. Eine einfache Lösung für diese Probleme wäre ein Zelt. Manche haben Seitenwände aus Netzgewebe, sodass Sie die Zeltplane hochklappen können, wenn Sie sich sicher fühlen, und trotzdem nicht vollständig zu sehen sind, falls jemand unerwartet über Sie stolpern sollte. So können Sie den Wind auf Ihrem Rücken spüren und sind gleichzeitig vor Insekten und Sonne geschützt. In einem Zelt sind Sie abgeschirmt, haben aber gleichzeitig das Gefühl, in der freien Natur zu sein. Manche Paare zelten unter anderem deswegen so gerne, weil sie dann im Freien miteinander schlafen können. Diese Erfahrung können Sie aber auch in Ihrem eigenen Garten machen.

Und wenn Sie beide sich jemals auf dem Rücksitz Ihres Autos geliebt haben, dann wäre das auch ein geeigneter Ort für sexuelle Abenteuer. Und sei es nur, um in Erinnerungen zu schwelgen. Mit dem Unterschied, dass Sie inzwischen eine eigene Garage besitzen und somit nicht mehr fürchten müssen, jeden Augenblick erwischt zu werden. (Stellen Sie übrigens in der geschlossenen Garage nie den Motor an!) Andererseits erhöht ja gerade die Angst vor dem Erwischtwerden das Vergnügen... Sie sollten dieses Risiko jedenfalls so gering wie möglich halten.

Optimales Timing

Viele verlegen ihr Sexualleben auf den Abend, auf die Zeit kurz vor dem Einschlafen. Dieser Zeitpunkt ist zwar aus zahlreichen Gründen besonders geeignet; wenn Sie allerdings nie zu anderen Zeiten Sex haben, kann das in Langeweile ausarten. Eltern müssen meistens warten, bis ihre Kinder eingeschlafen sind. Aber das heißt noch lange nicht, dass sie sich ausschließlich am späten Abend lieben können. Sie könnten sich beispielsweise den Wecker stellen, sodass sie vor den Kindern wach sind und Zeit für Sex haben; oder sie nehmen sich einen Babysitter und frönen ganz nach Lust und Laune ihrem Liebesleben – morgens, mittags oder abends.

Für ältere Paare kann es sogar vorteilhaft sein, morgens Sex zu haben. Unser Körper sondert nämlich nicht rund um die Uhr dieselbe Hormonmenge ab. Der Testosterongehalt des Blutes (Testosteron ist das männliche Sexualhormon) erreicht bei Männern morgens seinen Höchststand. Wenn ein älterer Mann also Erektionsprobleme hat, kann Sex am Morgen die Lösung sein.

Außerdem ist der Vormittag ein guter Zeitpunkt für Ihr Liebesspiel, weil Sie beide ausgeruht und fit sind. Vorausgesetzt natürlich, Sie haben gut geschlafen. Falls Sie nicht mehr berufstätig oder im Urlaub sind, müssen Sie sich übrigens nicht gleich nach dem Aufwachen lieben. Sie können aufstehen, in Ruhe Kaffee trinken und etwas später wieder ins Bett gehen. Oder gleich in der Küche Sex haben!

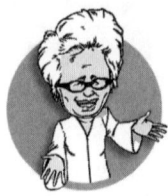

Ändern Sie Zeitpunkt und Schauplatz Ihres Liebesspiels, damit keine Langeweile aufkommt.

Massage

Ich habe bereits darüber gesprochen, dass Sie sich beim Sex viel Zeit nehmen sollten, um Vorfreude und Erregung aufzubauen. Eine Möglichkeit, den Sexualakt hinauszuzögern und gleichzeitig für prickelnde Erregung zu sorgen, ist eine Massage. Es hat etwas sehr Sinnliches, ein paar Tropfen kostbaren Öls auf den nackten Körper seines Partners zu träufeln und ihn sanft zu massieren. Natürlich reagieren bestimmte Körperteile ganz besonders sensibel auf so eine Massage, aber das Gute daran ist: Sie können zwischen den mehr oder weniger erotischen Zonen hin und her wechseln und so den Zeitpunkt hinausschieben, an dem Sie Sex haben. Mit etwas Kerzenlicht, dem Duft von Räucherkerzen und einem Glas Wein lässt sich die ganze Aktion in ein sehr romantisches und gleichzeitig sinnliches Erlebnis verwandeln.

Der Heilige Gral des Sexes

Jetzt wird es Zeit, das allerhöchste Ziel anzusprechen, das alle Paare beim Sex erreichen wollen: den gleichzeitigen Orgasmus. Wenn Sie das Gefühl haben, dass die Erde unter Ihren ineinander verschlungenen Körpern erbebt, dann sollte das möglichst im vollkommenen Einklang mit dem Partner geschehen. Aber während dies in Filmen meist so dargestellt wird, findet ein solches Ereignis in den Schlafzimmern des realen Lebens eher selten statt. Viele Menschen haben Probleme, auch nur selbst zum Höhepunkt zu kommen – daher ist die Wahrscheinlichkeit gering, zwei Menschen im selben Bett zu finden, die ihren Orgasmus vollständig kontrollieren können.

Warum also ist dieses Ziel so schwer zu erreichen? Wir haben schon darüber gesprochen, dass die meisten Frauen durch den Geschlechtsakt allein nicht zum Orgasmus kommen. Schauen wir uns jetzt zunächst einmal die andere Seite der Gleichung an: Wie sieht es mit den Männern aus?

Vorzeitige Ejakulation

Viele Männer können den Zeitpunkt ihres Samenergusses nicht vollständig kontrollieren. Der medizinische Fachausdruck für dieses Problem lautet *Ejaculatio praecox* oder vorzeitige Ejakulation. Es handelt sich dabei um eine erworbene Unfähigkeit: Jeder Mann kann also lernen, die gewünschte Kontrolle auszuüben. Aber nicht jeder Mann, der davon betroffen ist, bemüht sich darum oder strebt diese Kontrolle überhaupt an. Manche Männer haben so große Angst davor, nicht zu ihrem Orgasmus zu kommen, dass sie den Zeitpunkt auf keinen Fall hinauszögern wollen. Oder ihre Partnerin ist ihnen dermaßen gleichgültig, dass sie gar nicht einsehen, warum sie diese Anstrengung überhaupt auf sich nehmen sollten.

Ich möchte die Definition der vorzeitigen Ejakulation noch etwas ergänzen. In vielen Fällen ist ganz offensichtlich, dass ein Mann dieses Problem hat. Er kann dann entweder die Erektion nicht lange genug halten, um in seine Partnerin einzudringen, oder er hat bereits wenige Sekunden nach der Penetration einen Samenerguss. Aber würden Sie sagen, dass bei einem Mann dieses Problem vorliegt, wenn er seine Erektion 30 Minuten lang halten kann? Wenn seine Partnerin über eine halbe Stunde benötigt, um während des Geschlechtsaktes zum Orgasmus zu kommen, er sich aber nicht länger als 30 Minuten zurückhalten kann, dann leidet er – rein technisch betrachtet – tatsächlich an vorzeitiger Ejakulation. Natürlich wären in diesem Fall viele Menschen (vor allem Männer) der Meinung, wenn dieser Mann seine Erektion eine halbe Stunde lang halten kann, könne man nicht davon sprechen, dass er zu früh komme. In gewissem Sinne stimmt das auch, aber die vorzeitige Ejakulation ist eben so definiert, dass es darauf ankommt, ob ein Mann den Sexualakt willentlich steuern kann oder nicht. Wenn seine Partnerin 45 Minuten braucht und er seine Erektion gern so lange aufrechterhalten würde, es aber nicht schafft, dann liegt bei ihm ein solches Problem vor. Wenn ein Mann auf der anderen Seite jedoch eine Partnerin hat, die allein durch den Geschlechtsakt nie zum Orgasmus kommt, sondern einen Vibrator benötigt oder nur durch oralen Sex ausreichend stimuliert wird, und er bereits eine Minute nach dem Akt zum Samenerguss kommt, kann man eigentlich nicht von einer vorzeitigen Ejakulation sprechen. In diesem Fall kann der Mann ganz allein über die für ihn optimale Dauer des Geschlechtsaktes entscheiden. Denn seine Partnerin würde dabei sowieso nie ihren Höhepunkt erreichen, und wenn er seine Erektion noch so lange halten könnte. Das Entscheidende beim »Zu-früh-Kommen« ist letztlich: Wenn ein Mann seine Erektion gern länger aufrechterhalten möchte, sollte er wissen, dass es gar nicht so schwer ist, dieses Ziel zu erreichen. Er sollte sich ein Buch zu diesem Thema besorgen oder sich von einem Sexualtherapeuten beraten lassen, wie er lernen kann, seine Erregung bewusst zu steuern.

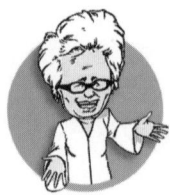

Die vorzeitige Ejakulation ist kein körperliches Problem, sondern eine erworbene Unfähigkeit. Jeder Mann kann lernen, dieses Handicap zu überwinden.

Tut mir leid, dass ich diesen kleinen Umweg eingeschlagen habe und von unserem eigentlichen Thema »gleichzeitiger Orgasmus« etwas abgekommen bin. Aber dieser Punkt musste schließlich irgendwo auf unserer Strecke abgehandelt werden, und das schien mir der geeignete Moment zu sein. Lassen Sie mich nun die Frage nach den gleichzeitigen Orgasmen abschließend beantworten.

Gleichzeitige Orgasmen in der Missionarsstellung sind nicht jedermanns Sache. Das heißt aber nicht, dass Sie beide nicht in den Genuss des zusätzlichen Lustgefühls kommen können, das aus der Synergie gleichzeitiger Orgasmen erwächst. Sie müssen vielleicht nur eine andere Stellung einnehmen. Eine Möglichkeit wäre oraler Sex in der *69er-Position*. Jede Stellung, die dem Mann ermöglicht, die Klitoris seiner Partnerin zu stimulieren, kann zum gewünschten Ziel führen, beispielsweise auch die Reiter- oder die Seite-an-Seite-Stellung. Wenn Sie beide also das Gefühl haben, dass gleichzeitige Orgasmen zu erleben ein Genuss ist, den Sie sich nicht entgehen lassen möchten, probieren Sie einfach verschiedene Möglichkeiten aus, um herauszufinden, ob Sie das hinbekommen – und sei es nur ab und zu. Sie sollten sich nur nicht zu hartnäckig an dieses Ziel klammern. Das wichtigste Geheimnis für guten Sex lautet: Beide Partner sollten zum Höhepunkt kommen. Ob dabei nun eine zeitliche Gleichschaltung gelingt, spielt keine so große Rolle. Das krampfhafte Bemühen um ein perfektes Timing kann sogar den Gesamtgenuss mindern; vor allem, wenn die Partner nachher das Gefühl haben, sie hätten gänzlich versagt, weil sie nicht beide zum selben Zeitpunkt ihren Orgasmus hatten.

Ich habe nichts dagegen, wenn Paare lernen möchten, gleichzeitig einen Höhepunkt zu erleben. Und wenn es ihnen leichtfällt und sogar jedes Mal gelingt, dann kann ich nur sagen: Bravo! Sollte sich jedoch herausstellen, dass es für Sie unmöglich ist, so ist das kein Grund, enttäuscht zu sein. Wenn einer von Ihnen Probleme hat – oder sogar Sie beide –, *überhaupt* zum Orgasmus zu kommen, dann muss eine Lösung gefunden werden. Wenn Sie aber meinen, mit Ihrem Liebesleben stimme etwas nicht, weil Sie und Ihr Partner nicht gleichzeitig den Höhepunkt erreichen, dann möchte ich Sie an dieser Stelle ausdrücklich beruhigen: Diese Sorge können Sie vergessen!

Verderben Sie sich Ihren Spaß beim Sex nicht dadurch, dass Sie zu sehr auf gleichzeitige Orgasmen fixiert sind.

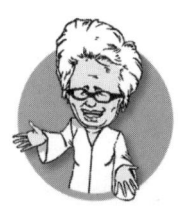

Multiple Orgasmen

Manche Frauen können multiple Orgasmen haben. Das heißt sie haben einen Orgasmus und ein paar Minuten später noch einen. Oder mehrere hintereinander. Geschieht dies während des Geschlechtsaktes, muss der Mann mit seinem Orgasmus warten, bis seine Partnerin ihren Höhepunkt abgeschlossen hat.

Multiple Orgasmen sind auch so ein Wunschziel, das viele anstreben. Ich möchte Ihnen an dieser Stelle sagen, dass das Thema »multiple Orgasmen« zu sehr aufgebauscht wird. Viele Frauen, die multiple Orgasmen erleben, erreichen dafür nie diesen einen ekstatischen, zutiefst erfüllenden Höhepunkt. Sie haben immer wieder Orgasmen, die zwar lustvoll, aber eben nie vollkommen befriedigend sind. Ob sie durch die zahlreichen schwachen Orgasmen insgesamt mehr Lust erleben, kann ich nicht beurteilen. Aber mir scheint ein sehr starker Orgasmus, der eine Frau rundum befriedigt, das erstrebenswertere Ziel zu sein. Natürlich gibt es auch Frauen, die mehrere schwache Orgasmen haben, ehe sie schließlich den krönenden, vollkommen befriedigenden Höhepunkt erleben, wie dies in Pornofilmen zu sehen ist. Das ist schön für sie; aber deshalb muss keine Frau enttäuscht sein, die da nicht mithalten kann – solange sie überhaupt Orgasmen erlebt.

Auch manche Männer berichten von multiplen Orgasmen, wobei sie jedoch nur ein Mal ejakulieren. Das erfordert sicherlich eine Menge Übung. Doch jeder Mann, der die nötige Zeit dafür aufbringen kann, sollte es ruhig versuchen. Ich fürchte nur, dass die meisten Leser dieses Buches ohnedies Probleme haben, Zeit für Sex zu finden, und nicht unbedingt Profileistungen vollbringen wollen. Doch wenn Sie auf diesem Gebiet die Meisterschaft anstreben – von mir aus gerne!

Sarah und Gabe

Sarah hatte in einer Frauenzeitschrift einen Artikel über den G-Punkt gelesen, eine bestimmte Stelle in der Vagina, über die sich offenbar ein sehr intensiver Orgasmus auslösen lässt, wenn ein Mann seine Partnerin nur auf die richtige Art und Weise stimuliert. Bei einem solchen Höhepunkt könne es sogar zur Absonderung von Flüssigkeit kommen, einer Art weiblicher Ejakulation. Sarah hatte bereits von diesem G-Punkt gehört, und nachdem sie diesen Artikel gelesen und genau erfahren hatte, wo sich der Punkt befindet, stand ihr Entschluss fest: Sie hatte solche G-Punkt-Orgasmen ebenso verdient wie jede andere Frau auch. Am selben Abend erklärte sie ihrem Mann, es sei seine Aufgabe, den G-Punkt zu finden und sie zum Orgasmus zu bringen. Gabe war gern bereit, es zu versuchen. Aber so sehr er sich auch bemühte und Sarahs Vagina mit dem Finger abtastete – der gewünschte Effekt stellte sich nicht ein. Für diesen Abend ließen sie es dabei bewenden, aber Sarah gab nicht auf. Ein paar Tage später drängte sie

Gabe dazu, erneut auf Entdeckungsreise zu gehen; wieder ohne Erfolg. Sie beschimpfte ihn, und Gabe fühlte sich schuldig.

Es gab keine weiteren Experimente mehr, weil Gabe sich nun alle möglichen Vorwände ausdachte, um nur nicht zur selben Zeit schlafen zu gehen wie Sarah. Er fing an, bis Mitternacht zu arbeiten, oder musste sich unbedingt ein Spiel im Fernsehen ansehen.

Sarah, die sowieso schon wütend auf Gabe war, weil er ihren G-Punkt nicht gefunden hatte, schloss aus seinem Verhalten, dass er eine Affäre hätte. Und da ging der Streit erst richtig los.

Der G-Punkt

Die Suche nach dem G-Punkt bei einer Frau ist ebenso ein Fallstrick wie der Anspruch, unbedingt gleichzeitig zum Orgasmus kommen zu müssen. Viele Frauen haben von diesem G-Punkt gehört und die Schlussfolgerung gezogen: Wenn ich keine G-Punkt-Orgasmen habe und beim Sex keine Spuren der erwähnten Flüssigkeit auf dem Bettlaken hinterlasse, dann stimmt etwas nicht mit meinem Sexualleben. Wenn eine Frau sich wie Sarah verhält und ihren Partner beschimpft, weil er ihr nicht den ekstatischen Rausch eines G-Punkt-Orgasmus verschaffen kann, so hat das möglicherweise ernste Konsequenzen. Beispielsweise, dass der Mann Sex mit seiner Partnerin dann überhaupt vermeidet.

Ich gebe zu, dass manche Frauen von solchen G-Punkt-Orgasmen berichten. Aber es ist keine Erfahrung, die die meisten Frauen teilen. Meiner Ansicht nach sollte man den G-Punkt »Gespensterpunkt« nennen. Die meisten Menschen glauben nicht an Gespenster. Aber diejenigen, die davon überzeugt sind, sie hätten ein Gespenst gesehen, glauben auch daran. Wenn eine Frau also G-Punkt-Orgasmen erleben kann, dann kann sie das gerne weiterhin tun. Und wenn Frauen eine bestimmte Zeit investieren wollen, um herauszufinden, ob sie so einen funktionstüchtigen G-Punkt haben, dann sollten sie das ebenfalls machen. Bringt diese Suche jedoch nicht das gewünschte Ergebnis, so ist das kein Grund, enttäuscht zu sein.

Ein Modell passt nicht für alle

Wie Sie sehen, gibt es viele Möglichkeiten, sexuelle Erfüllung zu finden. Solange beide Partner Orgasmen erleben, ist alles in Ordnung. Manche Frauen haben dabei jedoch Probleme, und manche Männer ebenfalls. Dies ist kein allumfassendes Handbuch zum Thema »Sex«, daher werde ich nicht alle potenziellen Schwierigkeiten ansprechen. Nur so viel: Wenn bei Ihnen in diesem Bereich Probleme auftreten und Sie allein oder zusammen mit Ihrem Partner über längere Zeit vergeblich nach einer Lösung gesucht haben, sollten Sie einen Termin bei einem Sexualtherapeuten oder einer Sexualtherapeutin vereinbaren.

Erotische Spielereien

Eigentlich mag ich den Ausdruck »Spielereien« oder »Spielzeug« in diesem Zusammenhang überhaupt nicht, weil meiner Ansicht nach Sex etwas für Erwachsene ist. Aber diese Bezeichnung ist inzwischen so fest im allgemeinen Sprachgebrauch verankert, dass es müßig wäre, sich dagegen aufzulehnen. Denn gegen die Sache an sich habe ich durchaus nichts einzuwenden. Allerdings bin ich dagegen, Schmerzen zu verursachen. Ich gebe zu, dass das ein persönliches Problem ist: Die Verbindung von Sex und Schmerz hat für mich absolut nichts Erregendes. Im Gegenteil. Ich weiß, dass es Menschen gibt, die Spaß an solchen Aktivitäten haben. Aber da dies mein Buch ist, werde ich mich mit diesem Thema nicht weiter befassen – ich habe einfach kein gutes Gefühl dabei.

Wenn man seinen Partner nicht fesselt, um ihm Schmerzen zuzufügen, sondern um ein Gefühl des Ausgeliefertseins in ihm auszulösen, kann diese Situation durchaus die Erregung beider Partner steigern. Aber beide müssen wirklich beteiligt sein und nur ihre Rolle spielen. Dasselbe gilt für einen leichten Klaps auf den Po. Das tut nicht weh, kann aber sehr erotisierend wirken. Sie sehen also, dass ich nicht grundsätzlich gegen alle Methoden der SM-Gemeinde bin, wenn bestimmte Grenzen eingehalten werden.

Eine Warnung möchte ich Ihnen doch noch mit auf den Weg geben, was den ganzen SM-Bereich betrifft: Es könnte sein, dass ein Partner – ob er bereits eine Vorliebe für diese Art des Sexualverhaltens hatte, ehe Sie beide diese Varianten ausprobiert haben, spielt keine Rolle – plötzlich ganz fasziniert von diesen Methoden ist. Wenn der andere Partner diese Verhaltensweisen jedoch nicht weiter fortsetzen möchte, kann die Beziehung daran scheitern. Während also Aktivitäten wie das Fesseln oder ein Klaps aufs Hinterteil innerhalb bestimmter Grenzen als harmlos gelten können, besteht dennoch die Gefahr, dass Sie damit eine tickende Zeitbombe aktivieren.

Selbstverständlich gibt es echte »Spielzeuge«, mit denen Sie einfach Ihren Spaß haben sollen, zum Beispiel essbare Unterwäsche oder Körperfarben zum Abwaschen. Einen Vibrator, den manche Leute ebenfalls als erotisches Spielzeug betrachten, kann man aber auch der Kategorie »wertvolles Hilfsmittel« zuordnen. Manche Frauen sind nämlich darauf angewiesen, um einen Orgasmus zu bekommen. Wenn eine Frau, die auch beim Sex mit ihrem Partner zum Höhepunkt kommen kann, jedoch zusätzlich einen Vibrator zur Selbstbefriedigung verwendet, steht das Spielerische im Vordergrund.

Um übrigens meiner Pflicht zur Offenlegung aller relevanten Informationen nachzukommen, muss ich Ihnen sagen, dass ich in diesem Zusammenhang immer ein ganz bestimmtes Produkt empfehle: den *Eroscillator*. Eigentlich ist es gar kein Vibrator in dem Sinne, weil dieses Gerät eher schwingt als vibriert. Es ist zwar etwas teurer als andere Vibratoren, aber sehr effektiv.

Dildos

Einige Vibratoren haben die Form eines Penis. Doch es gibt auch Penisnachbildungen ohne mechanische Funktionen, die sogenannten *Dildos*. Manche sehen genauso aus wie ein Penis, manche nicht. Sie denken vielleicht, dass man so einen Dildo verwendet, wenn gerade kein Penis »verfügbar« ist. Das ist jedoch nicht unbedingt der Fall. Manche Frauen lieben einfach das Gefühl, wenn ihre Vagina ganz ausgefüllt ist. Und wenn der Penis ihres Partners nicht groß genug ist, um diese Sehnsucht zu erfüllen, ist ein Dildo ein guter Ersatz. Außerdem kann er während des Oralverkehrs in die Vagina eingeführt werden. Und es gibt kleinere Dildos, scherzhaft auch »Po-Stöpsel« genannt, die beim Analsex eingesetzt werden. Man kann sie sogar mit einem Gurt anschnallen, sodass eine Frau mit ihrem Partner anal verkehren kann, als ob sie einen Penis hätte.

Es gibt auch Penisverstärker; Überzüge aus Gummi, die

über den Penis gestülpt werden. Die Frau hat dann während des Geschlechtsaktes das Gefühl, dass ihre Vagina besser ausgefüllt ist. All diese Utensilien können Sie problemlos und diskret im Internet bestellen, geben Sie in Ihrer Suchmaschine einfach das Stichwort »Erotikspielzeug« ein.

Wasser, Wasser überall

Frauen können ihre Klitoris auch stimulieren, indem sie den Druck eines Wasserstrahls einsetzen. Es gab immer schon Frauen, die auf sexuelle Selbstbefriedigung angewiesen waren, sich aufgrund ihrer Erziehung aber nicht überwinden konnten, ihren Schambereich direkt mit der Hand zu berühren. Mithilfe eines Wasserstrahls konnten sie jedoch die Reize auslösen, die sie brauchten, um einen Orgasmus zu erlangen. Früher, als Wasserhähne noch weniger variantenreich waren als heute, rutschten Frauen in der Badewanne mit ihrem Po bis ans Fußende der Wanne, sodass der Wasserstrahl aus dem Hahn direkt auf ihre Klitoris strömte. Heute gibt es alle möglichen Duschkopfvarianten, die die meisten Frauen bevorzugen, weil sie sehr viel einfacher zu handhaben sind und eine stärkere Stimulation ermöglichen. Und wenn Sie einen Whirlpool zu Hause haben, funktioniert die Sache auch mit einer der Düsen. Doch Sie sollten darauf achten, dass Sie sich mit dem Strahl nur äußerlich stimulieren und nicht Ihre Vagina damit ausspülen. Das könnte das Scheidenmilieu durcheinanderbringen und Sie anfällig werden lassen für Infektionen aller Art. Natürlich kann so ein Wasserstrahl auch einen Mann in Erregung versetzen. Sie müssen nur vorsichtig sein, dass der Strahl nicht zu stark ist; vor allem, wenn Sie ihn auf die Hoden richten.

Wie schon erwähnt, finden diese Wasserspiele meist im Badezimmer statt. Dieser Schauplatz ist besonders für Menschen mit geringem Selbstbewusstsein geeignet, da er ohnehin mit Nacktheit assoziiert wird. Außerdem wird er genutzt, um sich zu reinigen. Und sich gegenseitig zu waschen ist nicht nur sehr sinnlich, sondern hilft manchen Menschen auch über Hemmungen hinweg, die damit zusammenhängen, dass sie Sex als etwas »Schmutziges« betrachten.

Sexspiele

Eine Kategorie, die ebenfalls unter den Begriff »erotisches Spielzeug« fällt, sind erotische Spiele. Dazu müssen Sie sich nicht unbedingt ein fertiges Spiel kaufen. Sie können auch einfach verschiedene Aktivitäten, die anregend sind, auf kleinen Zetteln notieren: Vom Küssen bis hin zu Sex in einer bestimmten Stellung ist alles erlaubt. Falten Sie die Zettel zusammen und stecken Sie sie in eine alte Kaffeekanne. Jeden Tag zu einer bestimmten Zeit darf abwechselnd einer von Ihnen in die Kanne greifen und einen

Zettel herausholen. Damit bringen Sie etwas mehr Spontaneität in Ihr Sexualleben, und solange Sie sich beide auf bestimmte Grenzen einigen, die bei den vorgeschlagenen Aktivitäten einzuhalten sind, müssen Sie bei diesem Spiel auch nicht über Ihren eigenen Schatten springen. Dieses Spiel können Sie auch noch auf andere Weise nutzen. Beispielsweise könnte jeder von Ihnen hoch und heilig versprechen, ab sofort nicht mehr zu fluchen. Und jedes Mal, wenn ihm oder ihr doch ein Schimpfwort herausrutscht, muss er in die Kaffeekanne greifen. (Ich hoffe nur, dass dies Sie nicht dazu verleiten wird, nun erst recht zu fluchen!)

Falls Sie jedoch lieber ein Spiel kaufen möchten, so gibt es zahlreiche Angebote auf dem Markt. Um auch in diesem Punkt meiner Informationspflicht nachzukommen, möchte ich Sie auf ein Spiel hinweisen, das meinen Namen trägt: *Dr. Ruth's Game of Good Sex*. Es ist allerdings schon vor so langer Zeit und noch dazu nur in den Vereinigten Staaten herausgekommen, dass es schwerlich irgendwo aufzutreiben sein wird. Falls es Ihnen dennoch gelingen sollte, so kann ich es nur empfehlen. Per Internet können Sie zu Hause aber auch ganz ungestört ein anderes passendes Spiel aussuchen. Besuchen Sie zum Beispiel einmal die Seiten von bekannten Erotikshops wie Orion oder Beate Uhse (unter den Rubriken *Party&Fun* beziehungsweise *Specials* dürften Sie fündig werden) oder sehen Sie sich bei einem »normalen« Spieleversand um (zum

Beispiel bei Amazon oder Spieledirekt) – auch dort finden Sie eine breit gefächerte Auswahl an erotischen Brett-, Würfel- und Kartenspielen. Schon wenn Sie auf diesen Internetseiten stöbern, kann das so stimulierend sein, dass Sie gar kein Spiel mehr kaufen müssen.

Haushaltsgegenstände

Ebenso, wie man Wasser in jedem Haushalt findet, gibt es auch zahlreiche andere Gegenstände, die sich für sexuelle Spielereien eignen. Die meisten davon befinden sich wahrscheinlich in Ihrer Küche. Bestimmte Obst- und Gemüsesorten ähneln in ihrer Form einem Phallus und können in die Vagina eingeführt werden. Für Frauen, die das Gefühl mögen, wenn ihre Vagina ganz ausgefüllt ist, deren Männer aber nicht so »ausgestattet« sind, dass das gelingt, wäre das ein praktischer Ersatz. (Bitte das entsprechende Obst oder Gemüse vorher gründlich waschen). Kleinere Gemüsesorten könnten in den Anus eingeführt werden.

Mit anderen Küchenzutaten könnten Sie oralen Sex interessanter gestalten, beispielsweise mit süßen, streichfähigen Produkten wie Schlagsahne, Schokoladensauce oder Nuss-Nugat-Creme. Sowohl das Verteilen des Naschwerks auf dem nackten Körper des Partners als auch das anschließende Ablecken kann sehr genussvoll sein – wenn auch ein bisschen kalorienreich …

Sollten Sie keine geeigneten Zutaten für eine kulinarische Liebesnacht im Küchenschrank haben, könnte ein gemeinsamer Ausflug zum Supermarkt bereits Teil des Vorspiels werden. Füllen Sie Ihren Einkaufswagen ausschließlich mit Waren, die Sie an diesem Abend in Ihr Liebesspiel einbauen wollen. Sie werden sehen, wie allein dieser Vorgang Sie bereits in Erregung versetzen wird – vor allem, wenn Sie dabei unter Ihrem Mantel nichts weiter tragen als erotische Unterwäsche! Und schauen Sie sich auf jeden Fall das Gesicht der Kassiererin genau an, um zu sehen, ob sie aufgrund der ausgewählten Waren erraten hat, was Sie vorhaben!

Zusätzliche Partner

Orgien sind kein neues Konzept; schon die römischen Adligen haben regelmäßig Orgien abgehalten. Sicher, die Vorstellung, gemeinsam mit anderen Menschen Sex zu haben, hat etwas Erregendes. Ich habe auch nichts dagegen, wenn solche Fantasien in Ihrem Kopf stattfinden. Für mich ist die Grenze allerdings an dem Punkt erreicht, wo Sie diese Fantasien in die Tat umsetzen wollen. Bestimmt kennen Sie die Sage *Die Büchse der Pandora*. Pandora sollte diese Büchse hüten. Da sie der Versuchung jedoch nicht widerstehen konnte, öffnete sie die Büchse, und alle Übel dieser Welt konnten sich ungehindert ausbreiten, beispielsweise Krankheiten und Verbrechen. Nachdem all diese Übel einmal der Büchse entkommen waren, gab es keine Möglichkeit mehr, sie zurückzuholen und sicher unter Verschluss zu bringen. Genauso ist es, wenn Sie einmal den Weg einschlagen, andere Menschen an Ihrem Sexualleben teilhaben zu lassen. Sie können nie wissen, wohin das führen wird. Es gibt Menschen, die sich in die Swinger-Szene begeben und deren Partnerschaft das nicht nur überlebt, sondern – soweit ich weiß – sogar noch prächtig dabei gedeiht. Aber es gibt auch sehr viele andere Menschen, die diesen Weg ausprobiert haben und deren Beziehung vollkommen aus dem Gleis geraten ist. In meiner Praxis erlebe ich häufig Paare, deren Beziehung zerrüttet ist, weil die Partner nicht monogam gelebt haben. In den meisten Fällen können weder ich noch irgendein anderer Therapeut dann noch helfen. Es ist zwar nicht hundertprozentig sicher, dass Ihre Partnerschaft scheitern wird, wenn Sie es mit dem Swingertum versuchen, aber die Wahrscheinlichkeit ist doch sehr groß, und deswegen rate ich Ihnen dringend davon ab.

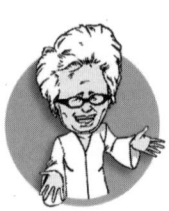

Wenn Sie möchten, dass Ihre Beziehung lange hält, bleiben Sie monogam.

Das Kama Nada

Und was ist, wenn Ihr Partner absolut nichts Neues ausprobieren will? Was ist, wenn sich Ihr Liebeleben auf einige
wenige Stellungen beschränkt und Sex noch dazu nur äußerst selten stattfindet – jedenfalls nicht so oft, wie Sie das
gerne hätten? Können Sie dann gar nichts tun, um etwas
frischen Wind in Ihr Schlafzimmer zu bringen?

Meiner Meinung nach liegen die Ursachen der meisten
sexuellen Probleme dieser Art ganz woanders. Die Haupt-
ursache ist meist ein Beziehungsproblem. Wenn einer
von Ihnen negative Gefühle gegenüber dem Partner hegt,
dann hat das auch negative Auswirkungen auf Ihr Sexualleben. Sie sollten nie zulassen, dass Beziehungsprobleme
unterschwellig an Ihnen nagen. Und wenn ein glanzloses
Sexualleben darauf hindeutet, dass mit Ihrer Beziehung
etwas nicht stimmt, dann arbeiten Sie daran. In vielen Fällen kommt das Liebesleben eines Paares automatisch in
Gang, sobald die Beziehung wieder in Ordnung ist.

Wenn es sich nicht um ein Beziehungsproblem handelt,
sondern ein Partner einfach nur selten Lust auf Sex hat,
dann empfehle ich Ihnen, dass Sie ein paar kleine Änderungen in Ihrem Sexualleben vornehmen, um zu sehen, ob
Sie das Interesse Ihres Partners nicht doch steigern können.
»Warum nur *kleine*, werden Sie jetzt vielleicht fragen. Weil
Erregung eine sehr sensible Angelegenheit ist. Wenn Sie versuchen, den Sexualtrieb eines Menschen durch eine ein-

schneidende Veränderung in Schwung zu bringen, funktioniert das normalerweise nicht. Aber durch eine kleine Regulierung können Sie diesem Menschen wenigstens die richtige Richtung vorgeben; und mit etwas Geduld schaltet seine Libido dann in den nächsthöheren Gang. Zünden Sie zum Beispiel im Schlafzimmer Kerzen an, wenn Sie miteinander schlafen. Damit sorgen Sie für etwas Romantik und bringen zum Ausdruck, dass es Ihnen um mehr geht als nur um Sex. Solch ein erster Schritt könnte Ihren Partner veranlassen, etwas mehr aus sich herauszugehen.

Wenn Ihr Problem darin besteht, dass Sie nicht häufig genug Sex haben, sollten Sie feste Zeiten vereinbaren. Dadurch vermeiden Sie unnötige Spannungen. Bei manchen Paaren, die ein unterschiedlich starkes Bedürfnis nach Sex haben, artet die Sache in einen regelrechten Wettkampf aus: Wenn er mit Blumen nach Hause kommt, vermutet sie gleich, dass er sie damit nur zum Sex bewegen will. Und anstatt sich über seine liebevolle Geste zu freuen, wird sie ärgerlich und fühlt sich unter Druck gesetzt, mit ihm zu schlafen. Wenn beide sich jedoch zuvor auf Sex am Freitagabend geeinigt haben und er sie am Mittwoch fest in die Arme schließt und mit Küssen bedeckt, ist das einfach liebevoll und keine Aufforderung zum Sex. Dann kann sie diese zärtliche Aufmerksamkeit ganz entspannt genießen, weil sie nicht fürchten muss, er wolle sie nur zum Sex drängen. Diese Verhaltensweise wirkt wie eine

Art Vorspiel und wird ihre Libido ganz allmählich steigern.

Es gibt einen bestimmten Fehler, der häufig gemacht wird: Manche Menschen schießen einfach über das Ziel hinaus. Ein Mann, dessen Frau anscheinend kein großes Interesse an Sex hat, bringt beispielsweise einen erotischen Film mit nach Hause und fordert sie auf, sich den Film mit ihm gemeinsam anzusehen. Oder eine Frau will ihren lustlosen Mann in Stimmung bringen, indem sie in Reizwäsche durchs Haus spaziert. Aller Wahrscheinlichkeit nach wird sich die Ursache des Libidomangels durch diese zusätzliche sexuelle Stimulation nicht einfach in Luft auflösen. Das Gegenteil könnte sogar der Fall sein. Wenn Sie also in puncto Liebesleben auf der Stelle treten, sollten Sie nur kleine Schritte unternehmen – und vor allem: Setzen Sie alles daran, die eigentliche Ursache zu finden, die dem sexuellen Desinteresse Ihres Partners zugrunde liegt. Es ist viel effektiver, Detektiv zu spielen und nach der Wurzel des Übels zu forschen, als den sexuellen Provokateur zu mimen und das Problem lösen zu wollen, indem Sie es mit der sexuellen Stimulation übertreiben.

Geheimnis Nr. 5
Langeweile ist Gift

Jeder, der schon einmal in einer Partnerschaft gelebt hat, weiß, wie zerbrechlich emotionale Beziehungen sein können. Gerade waren zwei Menschen noch wahnsinnig ineinander verliebt, schon heißt es plötzlich, sie hätten sich getrennt. Die Wahrscheinlichkeit, dass es zu so einem abrupten Ende kommt, ist zwar höher, wenn die Partner erst wenige Wochen zusammen sind. Aber es gibt auch genügend Beispiele für Partnerschaften, die nach Jahrzehnten plötzlich zerbrechen. Der Eindruck eines abrupten Endes kann allerdings täuschen, weil die eigentliche Ursache vielleicht schon jahrelang unterschwellig wirksam war. Der deutlichste Beweis für die Zerbrechlichkeit zahlreicher Beziehungen ist die Tatsache, dass fast jede zweite Ehe auf eine Scheidung hinausläuft.

Falls Sie sich berufen fühlten, die Ursache für diesen Tatbestand herauszufinden und Ihre Forschungsarbeit damit beginnen würden, sich Fernsehshows und -filme anzuschauen, kämen Sie sehr bald zu folgendem Ergebnis: Trennungen werden scheinbar hauptsächlich dadurch verursacht, dass eine fremde Person einen der Partner verführt und dieser der Verlockung erliegt. Dieser Mythos hat dazu geführt, dass viele Menschen eifersüchtig werden, sobald ihr Partner mit irgendjemandem redet, der auch nur halbwegs attraktiv aussieht. Ich will nicht behaupten, dass diese Befürchtung grundsätzlich unberechtigt ist, aber ich gehe doch davon aus, dass in Fällen, wo zwischen beiden Partnern eine starke Bindung besteht, keine Gefahr droht. Ist die Bindung dagegen zu schwach, bedarf es auch keiner dritten Person, um die Beziehung auseinanderzubringen. Sie kann mit einem großen Knall enden, in sich zusammenbrechen oder einfach sang- und klanglos zu Staub zerfallen.

Daher rate ich jedem, der abends regelmäßig unter das gemeinsame Bett schaut, um sich zu vergewissern, dass der Partner dort auch keinen geheimen Liebhaber versteckt hält (bildlich gesprochen, natürlich), den Fokus auf ein anderes Ziel zu richten. Wenn es irgendwelche Schwächen in Ihrer Beziehung gibt, so sind dafür in den seltensten Fällen äußere Ursachen verantwortlich, sondern eher beziehungsinterne Probleme. Und genau das ist die gute Nachricht – wenn die Ursachen nämlich innerhalb der Beziehung liegen, heißt das meistens auch, dass Sie darauf Einfluss haben. Das bedeutet natürlich gleichzeitig: Sie müssen Verantwortung übernehmen. Denn diese Schwachstellen zu stabilisieren erfordert Planung und Anstrengung von Ihrer Seite. Da als Belohnung jedoch eine solide, auf Fels gebaute Partnerschaft winkt, sollten Sie sich durch das bisschen Arbeit nicht abschrecken lassen.

Die unterschätzte Gefahr

Beziehungen sind komplexe Gebilde. Und es gibt viele Faktoren, die eine Rolle spielen, wenn eine Beziehung rundum gesund bleiben soll. Eine wesentliche Voraussetzung für eine starke Partnerschaft ist zum Beispiel gutes Benehmen. Wenn jemand sich seinem Partner gegenüber rüpelhaft benimmt, wird dieses Verhalten die Bindung zweifellos schwächen. Wenn ein Partner sich als Tyrann aufführt, könnte sein Opfer eines Tages beschließen, dass es reicht. Die Liste der Faktoren, die eine Beziehung negativ beeinflussen können, ist lang. Einer sticht jedoch besonders hervor, und zwar nicht nur, weil er so große Bedeutung hat, sondern auch, weil den meisten gar nicht klar ist, dass er überhaupt eine Rolle spielt: Die Rede ist von der *Langeweile*.

Und ich rede hier nicht nur von sexueller Langeweile. Zwei Menschen können jedes Mal genau auf dieselbe Weise Sex haben, ohne jede Abwechslung, und trotzdem eine starke und lebendige Beziehung führen, solange sie es verstehen, sich in allen anderen Bereichen die Langeweile vom Leib zu halten.

Manche Menschen haben sich sogar so sehr daran gewöhnt, den Liebesakt auf eine ganze bestimmte Weise zu gestalten – manchmal handelt es sich dabei um eine Gewohnheit, die sie vom Solo-Sex übernommen haben –, dass sie nur dann einen Orgasmus bekommen können, wenn sie beim Sex eine ganz rigide und strukturierte Technik anwenden. Ich gebe zwar zu, dass dies keine ideale Situation ist; solange die betreffende Person jedoch beim Liebesakt mit ihrem Partner einen Orgasmus erlangt, ist es auch kein Drama. Natürlich ist der jeweilige Partner dann auf diesen bestimmten routinemäßigen Ablauf festgelegt, auch wenn er selbst vielleicht lieber ein bisschen Abwechslung hätte. Doch selbst in solchen besonderen Fällen kann ein Paar dieses Szenario überstehen, wenn beide Partner Möglichkeiten finden, die Partnerschaft insgesamt abwechslungsreich zu gestalten. Paare, die eine starke und lebendige Beziehung führen, können die meisten Schwierigkeiten überwinden. Egal, wie die Umstände auch sein mögen: Liebe siegt normalerweise über alle Widerstände.

Die meisten Paare sind jedoch nicht in einer starren sexuellen Routine gefangen, sodass Abwechslung in ihrem Liebesleben nicht nur möglich, sondern auch erwünscht ist. Wenn das allerdings der einzige Bereich der Partnerschaft ist, in dem beide Partner Änderungen einführen, wird das aller Wahrscheinlichkeit nach nicht ausreichen, um ihr Sexualleben oder ihre Partnerschaft so gesund zu erhalten, dass sie die zahlreichen Höhen und Tie-

fen durchstehen können, die das Leben im Lauf der Jahre
bereithält. Ich möchte sogar noch einen Schritt weitergehen und behaupten: Wenn nicht beide Partner auch in anderen Bereichen ihres gemeinsamen Lebens offen sind für
Veränderungen, werden sie wahrscheinlich auch in ihrem
Sexualleben keine Abwechslung akzeptieren. Es wird sich
also auf zweierlei Weise auswirken, wenn Sie sich mit dem
Thema »Langeweile in Ihrem Leben« in all seinen möglichen Formen befassen: Ihre Beziehung wird insgesamt
stärker, und Ihr Liebesleben wird aufblühen.

Woran man Langeweile erkennt

Viele Menschen haben irgendeine Lieblingssendung, die
sie sich gern im Fernsehen anschauen. Sie müssen jede
Woche an einem bestimmten Abend vor ihrem Fernsehgerät sitzen und ihr regelmäßiges Quantum dieser Lieblingssendung konsumieren. Dagegen ist auch gar nichts einzuwenden, solange es nur um eine einzige Sendung geht.
Andernfalls besteht die Gefahr, dass Fernsehen schließlich
wichtiger wird, als selbst zu leben. Und je mehr jemand
zur Couch-Potato mutiert, desto langweiliger wird er als
Partner. Selbst wenn beide Partner sich diese Sendung gemeinsam ansehen, erhält die Beziehung durch diese all-
abendliche Beschäftigung doch etwas Künstliches. Und

ich kann Ihnen versprechen, dass sich das nicht nur auf das Sexualleben des Paares auswirkt, sondern auf ihre gesamte Beziehung. Übermäßiger Fernsehkonsum ist übrigens nur eine von zahlreichen Möglichkeiten, wie ein Paar auf ausgefahrene Gleise geraten kann. Allerdings ist es mit Sicherheit eine der häufigsten.

Trott oder Routine?

Wenn Sie jeden Tag um dieselbe Uhrzeit an Ihrem Arbeitsplatz sein müssen, werden Sie wahrscheinlich Ihren Wecker so stellen, dass Sie an Werktagen immer um dieselbe Zeit von zu Hause losfahren können. Das ist kein Trott, sondern eine bestimmte Routine, die sich einfach als alltagstauglich erwiesen hat. Wenn Sie aber jeden Tag um dieselbe Uhrzeit zu Abend essen müssen, sodass es Ihnen unmöglich ist, abends noch in die Bibliothek zu gehen, ehe sie schließt, am kommunalpolitischen Stammtisch Ihrer Partei teilzunehmen oder im Sommer ein Open-Air-Konzert zu besuchen, dann sind Sie in einem Trott gefangen. Niemand zwingt Sie zu diesem Verhalten – Sie haben sich diese strenge und feste Regel vielmehr selbst auferlegt und schränken damit sich und Ihren Partner massiv ein. Solche ausgefahrenen Gleise führen direkt in die Langeweile.

Nicht messbar

Wenn Sie Tag für Tag viel zu viel essen würden, könnten Sie leicht erkennen, welchen Schaden Sie sich damit zufügen. Sie müssten sich dazu nur auf eine Waage stellen. Für Langeweile gibt es dagegen kein objektives Messgerät. Sie schleicht sich unbemerkt in eine Beziehung ein und saugt langsam, aber sicher ihre gesamte Energie auf, bis nur noch eine leblose Hülle zurückbleibt. Während dieses Prozesses ist den betroffenen Partnern überhaupt nicht bewusst, wie sehr ihre Beziehung geschädigt wird. Hier gibt es keine Waage, auf der man ablesen könnte, inwieweit Langeweile die Beziehung beeinträchtigt. Wie lässt sich diese Falle also umgehen? Wie können Sie vermeiden, dass Sie für Ihren Partner langweilig werden? Die Antwort ist ganz einfach: Sie müssen sich jeden Tag darum bemühen, ein dynamisches und sinnvolles Leben zu führen.

Mir ist schon klar, dass viele Menschen an dieser Stelle einwenden werden, das sei ja wohl ein bisschen viel verlangt. Heutzutage ist jeder sehr beschäftigt, und mancher Leser wird jetzt vielleicht sagen: »Mein Tagesprogramm ist wirklich mehr als ausgefüllt. Ich kann mir jetzt nicht auch noch jeden Tag den Kopf darüber zerbrechen, wie ich aus mir einen interessanteren Partner mache – noch dazu, wenn ich nicht einmal weiß, ob ich überhaupt ein langweiliger Zeitgenosse bin.« Doch, das können Sie!

Positive Nebeneffekte

Ebenso, wie ich zu Beginn des Buches Ihre sexuellen Fähigkeiten überprüft habe, möchte ich Ihnen an dieser Stelle auch ein paar Fragen stellen: Langweilen Sie sich? Freuen Sie sich auf Ihren Tag, wenn Sie morgens aufwachen? Oder graust Ihnen eher davor, weil er sich genauso abspielen wird wie der Tag davor und all die anderen? Eine ehrliche Antwort auf diese Fragen wird Ihr Leben zwar nicht von heute auf morgen vollkommen umkrempeln, wohl aber Ihre Perspektive verändern. Anstatt sich mit der alten, ewig gleichen Leier zufriedenzugeben, werden Sie aktiv nach neuen Möglichkeiten Ausschau halten, wie Sie Ihren Tag interessanter gestalten und damit auch selbst interessanter werden können.

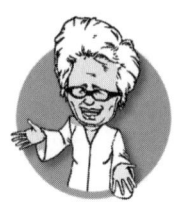

Sorgen Sie dafür, dass Ihr Leben spannender wird.

Wie Sie das machen sollen, möchten Sie wissen? Ich werde Ihnen ein Beispiel geben. Eine Möglichkeit wäre, Sie und Ihr Partner fangen an, sich intensiv mit einem neuen Land zu beschäftigen. Sagen wir, Sie entscheiden sich für Italien. Wie sich das auf Ihren Alltag auswirken soll? Da Sie sich gerade in Ihrer italienischen Phase befinden, haben Sie Ihren Küchenschrank mit italienischen Lebensmitteln aufgefüllt. Und wenn Sie dann zur Arbeit gehen, enthält Ihr Lunchpaket ein paar leckere italienische Köstlichkeiten, auf die Sie sich schon morgens besonders freuen. Außerdem nutzen Sie jede Gelegenheit, um Ihre ersten Italienischkenntnisse einzusetzen. Wenn ein Arbeitskollege Ihnen eine bestimmte Akte mitbringt und auf Ihren Schreibtisch legt, sagen Sie nicht wie üblich »Vielen Dank!«, sondern »Bene, grazie!«. Immer wenn Sie im Lauf des Tages eine kurze Pause einlegen können, ziehen Sie Ihre Karteikarten heraus und lernen ein paar neue italienische Vokabeln, um sie abends im Gespräch mit Ihrem Partner anzuwenden. Es wird zahlreiche Gelegenheiten geben, Ihr neues Hobby in Ihre Alltagsaktivitäten einzuflechten. Auf diese Weise wird Ihr Tag spannender und Sie selbst interessanter. Und was das Beste ist: Sie betrachten ab sofort alles um sich herum mit diesem neuen Strahlen in Ihren Augen – auch jenen ganz besonderen Menschen in Ihrem Leben!

Die Belohnung für Ihre Mühen – besserer Sex

Eine Wunderpille, die Sie einnehmen könnten, um weniger langweilig zu sein, gibt es nicht. Es ist nicht so wie beim Braunwerden, wo man sich einfach in die Sonne legt und fertig. Sie müssen schon etwas Zeit und Energie investieren, da wird Ihnen nichts anderes übrig bleiben. Aber genau so, wie Sie beim Sonnenbaden belohnt werden – nämlich durch goldbraune Haut –, wartet eine wunderbare Belohnung auf Sie, wenn Sie Ihr glanzloses Alltagsleben aufpeppen: goldene Zeiten in puncto Sex.

Das Liebesleben von Paaren, bei denen sich die Langeweile eingenistet hat, verkommt mit der Zeit immer mehr zur Routine. Ganz zu Beginn der Partnerschaft konnte man kaum die Hände voneinander lassen; aber dann, im Lauf der Monate und Jahre, verlor das Sexualleben an Intensität und war einfach nicht mehr so aufregend. Und vergessen Sie nicht, dass das nichts damit zu tun hat, ob man sich verschiedener Stellungen bedient. Die Anzahl der möglichen Positionen ist begrenzt, also muss noch etwas anderes eine Rolle spielen. Wenn Sie Sex zu einer intensiveren Erfahrung machen möchten, kommt es auf Ihre gesamte Lebenseinstellung an. Um in dieses Universum der leidenschaftlichen Liebe zu gelangen, müssen Sie sich von den Fesseln der Langeweile befreien – und zwar in so vielen Bereichen Ihres gemeinsamen Lebens wie möglich.

Ihr wichtigstes Sexualorgan

Der Grund, warum ein eintöniges Leben die Freude am Sex verdirbt, ist, dass Ihr Gehirn Ihr wichtigstes Sexualorgan ist und nicht Ihre Genitalien. Den Intellekt Ihres Partners anzuregen gehört ebenso zum Vorspiel wie das

Berühren der erogenen Zonen. Wenn Sie gemeinsam wieder mehr Schwung in Ihr Alltagsleben bringen, werden bald auch im Bett die Funken sprühen.

Ich gebe zu, dass ich manchmal klinge wie eine kaputte Schallplatte. Aber über bestimmte Punkte muss ich einfach immer wieder sprechen, weil sehr viele Menschen entweder noch gar nichts darüber wissen oder aber nicht aufmerksam genug zugehört haben. Also noch einmal: Eine dieser wesentlichen Informationen ist, dass sich Ihr wichtigstes Sexualorgan nicht unterhalb Ihrer Gürtellinie befindet, sondern oberhalb. Genauer gesagt, unter Ihrer Schädeldecke: Es ist Ihr Gehirn.

Es stimmt zwar, dass Orgasmen durch Stimulation der Genitalien ausgelöst werden, aber diese Erregung wird im Gehirn erfasst und wahrgenommen. Und wenn jemand Schwierigkeiten hat, zum Orgasmus zu kommen, und keine körperlichen Probleme vorliegen, dann hat das nichts mit dem Penis oder der Vagina der betroffenen Person zu tun, sondern mit ihrem Gehirn. Ich will Ihnen das an einem Beispiel erklären.

Jerry und Eva

Jerry und Eva waren im Bett und wollten miteinander schlafen. An diesem Tag hatte Jerrys Chef ihn wegen eines Fehlers zusammengestaucht, den er eigentlich gar nicht verursacht hatte, und diese Kränkung machte ihm seitdem ziemlich zu schaffen. Jerry hatte Eva immer sehr sexy gefunden, aber in dem Moment konnte er an nichts anderes denken als an die gemeinen Bemerkungen seines Chefs; sie gingen ihm einfach nicht aus dem Kopf. Und obwohl Eva alles unternahm, um ihn in Erregung zu versetzen, blieb die Erektion aus. Jerry wusste, warum er nicht bei der Sache war, und versuchte auch, es Eva zu erklären. Aber da dies noch nie vorgekommen war, sah Eva den wahren Grund für die fehlende Erektion darin, dass Jerry sie nicht mehr attraktiv fand, und war zutiefst verletzt. Zu allem Überfluss hatte sie gerade an diesem Morgen festgestellt, dass sie ein Pfund zugelegt hatte.

Das nächste Mal gab es keine äußeren Probleme, mit denen Jerry zu kämpfen hatte. Sein Chef hatte sich sogar bei ihm entschuldigt. Aber er konnte nicht umhin, an sein Erektionsproblem vom letzten Mal zu denken; und daran, wie sehr Eva sich darüber aufgeregt hatte. Deshalb wollte er unbedingt verhindern, dass ihm das noch einmal passierte. Da er sich aber so große Sorgen darüber machte, ob es wohl mit der Erektion klappen würde, hatte diese neue Sorge denselben Effekt wie vorher seine Wut über das, was sein Chef zu ihm gesagt hatte. Und wieder blieb sein Penis schlaff, was Eva auch anstellte. Dies geschah noch mehrere Male, und nachdem er so häufig versagt hatte, wurde Jerry bei jedem Versuch immer nervöser. Und damit war ein erneutes Versagen praktisch vorprogrammiert.

Hätte Jerry versucht zu masturbieren und sich dabei ein Foto seiner Partnerin im »Evakostüm« angesehen, wäre sein Penis problemlos steif geworden. Er hatte kein körperliches Problem, sein Penis »funktionierte« einwandfrei. Aber sein Gehirn verhinderte die Erektion, weil Jerry sich Sorgen darüber machte, dass er die letzten Male versagt hatte. Jerrys Situation ist kein Einzelfall, vielen Männern geht es ebenso. Wenn Sie also *ein* Mal keine Erektion haben, ist das kein Grund zur Beunruhigung. Noch dazu, wenn die Ursache klar auf der Hand liegt. Viele Männer können jedoch nicht umhin, sich Sorgen zu machen, und ehe sie sichs versehen, wird dieses eine Mal zu einer ganzen Serie missglückter Versuche.

Dieses spezielle Problem hat nichts mit Langeweile zu tun, aber ich erwähne es in diesem Zusammenhang trotzdem, um Ihnen zu zeigen, wie wichtig das Gehirn in sexueller Hinsicht ist. Wenn Sie mit Ihren Gedanken nicht wirklich bei der Sache sind, wird Ihr Sexualleben mit großer Wahrscheinlichkeit darunter leiden.

Jerrys Problem hing damit zusammen, dass ihn etwas bedrückte. Eigentlich war es eines jener Probleme, die kommen und gehen. Und es hätte gut sein können, dass Jerry an diesem einen Abend eben keine Erektion bekommen konnte, die nächsten Tage aber schon. Natürlich gibt es schwerwiegendere Probleme, die langfristige Erektionsstörungen verursachen können; beispielsweise der Verlust des Arbeitsplatzes oder wenn eine lebensbedrohende Krankheit diagnostiziert wird. Bei den meisten Männern handelt es sich jedoch bei Erektionsstörungen um Einzelfälle.

Langeweile schädigt Ihr Sexualleben dagegen auf eine völlig andere Weise. Diese negative Auswirkung zeigt sich nicht sofort. Es ist nicht so, dass Sie im Bett keine Lust auf Sex verspüren, weil Sie sich an dem Abend mit Ihrem Partner gelangweilt haben. Langeweile hat vielmehr einen kumulativen, also einen sich verstärkenden Effekt: Ein langweiliger Tag folgt auf den anderen; langsam, aber sicher wird Ihr gemeinsames Leben insgesamt öde, und es kommt zu sexuellen Problemen. Mit anderen Worten: Irgendwann ist einfach die Luft raus.

Diese negative Reaktion auf Langeweile hängt damit zusammen, dass sexuelle Anziehung nicht nur körperlich bedingt ist, sondern von zahlreichen weiteren Faktoren abhängt. Es spielt etwa eine große Rolle, welche Gefühle Sie gerade gegenüber Ihrem Partner hegen. Wenn Sie sich aus irgendeinem Grund über ihn geärgert haben, ist es nicht verwunderlich, dass Sie keine Lust verspüren, mit ihm zu schlafen. Dasselbe gilt, wenn Ihr Partner Gefühle in Ihnen auslöst wie Enttäuschung, Eifersucht, Angst, Ekel, Depression oder andere negative Emotionen. Trifft dies jedoch nicht zu und Sie fühlen sich trotzdem nicht sexuell zu Ihrem Partner hingezogen, obwohl Sie immer noch finden, dass er oder sie gut aussieht, wird dieses mangelnde Interesse wahrscheinlich durch Langeweile verursacht, selbst wenn Ihnen das gar nicht bewusst ist.

Den Funken entfachen

Ich kenne mich mit Autos überhaupt nicht aus. Aber ich weiß, dass irgendwo im Motor die Zündkerzen sitzen. Sie sorgen dafür, dass ein Funken den Kraftstoff entzündet, sodass der Motor anspringt und das Auto in Fahrt kommt. Sie haben sicher auch schon erlebt, dass Ihre Zündkerzen an einem Regentag feucht waren, sodass sie nicht zünden konnten und Ihr Auto folglich nicht ansprang. Langeweile ist wie dieses feuchte Wetter: Sie beeinträchtigt Ihre Libido, Ihren Sexualtrieb – Ihr sexueller Motor springt einfach nicht mehr an. Wenn das Leben mit Ihrem Partner insgesamt langweilig ist, werden Sie wahrscheinlich auch wenig Lust verspüren, mit ihm zu schlafen.

Beachten Sie bitte, dass ich gesagt habe »das Leben insgesamt«, und nicht »Ihr Liebesleben«. Ein langweiliges Sexualleben ist sicherlich keine gute Sache, daher sollten Sie Ihre sexuellen Aktivitäten unbedingt abwechslungsreich gestalten. Ist Ihr gemeinsames Leben ansonsten jedoch einigermaßen aufregend, lässt sich sexuelle Langeweile relativ leicht überwinden.

Der kumulative Effekt

Wenn der Duft einer köstlichen Mahlzeit in Ihre Nase steigt, werden dadurch Ihre Geschmacksknospen und Ihr Appetit angeregt. In diesem Fall hat Ihr Geruchssinn also Auswirkungen auf Ihren Geschmackssinn und Ihr Hungergefühl. Sobald Sie flotte Musik hören, wippen Sie dazu vielleicht automatisch mit dem Fuß. Bei einem Horrorfilm bekommen Sie Gänsehaut. Sie sehen also: Unsere Sinne sind alle miteinander verbunden. Und genau das ist der Grund, warum Sie einen interessanten Tag mit Ihrem Partner – der vielleicht geistig anregend war, weil Sie gemeinsam ein Museum besucht haben; oder körperlich, weil Sie gemeinsam Ski gefahren sind; visuell, weil Sie sich gemeinsam einen Sonnenuntergang angeschaut haben; oder akustisch, weil Sie sich zusammen ein Konzert angehört haben – abends höchstwahrscheinlich durch großartigen Sex vollenden werden.

In einer langfristigen Beziehung müssen diese Ereignisse nicht direkt miteinander verbunden sein. Mit anderen Worten: Wenn Sie im Lauf der Zeit immer wieder gemeinsam etwas Anregendes unternehmen – egal, in welcher Hinsicht –, dann wird im passenden Moment auch die sexuelle Erregung einsetzen. Das Gegenteil trifft allerdings genauso zu: Wenn Wochen vergehen, ohne dass Sie beide irgendetwas Interessantes oder Spannendes unternommen haben, wird sich Ihr Bedürfnis nach Sex mit dem jeweiligen Partner sehr in Grenzen halten. Und wenn dann noch hinzukommt, dass Ihr Liebesspiel jedes Mal nach demselben Schema abläuft, sollten Sie sich nicht wundern, wenn Sie immer weniger Lust auf Sex haben.

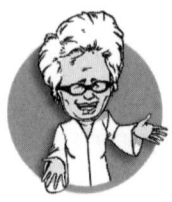

Wer sich mehr Leidenschaft im Bett wünscht, muss sein Leben insgesamt interessanter gestalten.

Gemeinsam gegen den Trott

Ich gehöre nicht zu den Menschen, die sich gern lange mit der Vergangenheit aufhalten. Auch Sie sollten alles vergessen, was Ihr Leben bisher eintönig gemacht hat. Ich könnte jetzt eine ganze Liste von Punkten aufzählen, die vielleicht auch auf Ihr Leben zutreffen. Aber das bringt uns nicht weiter. Ich möchte jedoch, dass Sie vorankommen, und das bedeutet: Richten Sie Ihren Blick nach vorn.

Schreiben Sie zunächst einmal sämtliche Aktivitäten auf, die Sie gerne unternehmen würden, zurzeit aber nicht durchführen. Das können gemeinsame Unternehmungen sein, wie etwa öfter mit Ihrem Partner ins Kino gehen, aber auch solche, die Sie alleine ausüben können, zum Beispiel Sport treiben.

»Moment mal, Dr. Ruth«, höre ich einige von Ihnen rufen, »Sie meinen, wenn ich allein zum Sport gehe, dann vertreibe ich damit die Langeweile aus meiner Partnerschaft?« Die Antwort lautet: »Ja.« Allerdings mit einer Einschränkung: Ihr Partner muss ebenfalls eine solche Liste anfertigen, in der Aktivitäten aufgeführt sind, die er oder sie alleine unternimmt. Anders ausgedrückt: Wenn Sie jeden Abend ausgehen, während Ihr Partner seiner Rolle als Couch-Potato treu bleibt, funktioniert die Sache nicht. Auch nicht, wenn einer von Ihnen etwas unternimmt und der andere gekränkt zu Hause bleibt. Doch wenn *er* beispielsweise mittwochs zum Bowling geht, während *sie* an einem literarischen Stammtisch teilnimmt, sodass jeder an einem Abend seinem speziellen Interesse nachgeht, dann ist das ein Schritt in die richtige Richtung. Beide werden wahrscheinlich voller neuer Energie nach Hause kommen. Und das ist eine gute Voraussetzung, um in vielfältiger Hinsicht die Verbindung zum Partner wieder aufzunehmen, nicht nur in puncto Sex.

Natürlich sollen Sie nicht ab sofort nur noch getrennte Wege einschlagen. Es geht nur darum, eigene Interessen zu pflegen, die eine positive Auswirkung auf Ihre Beziehung haben. Damit das funktioniert, muss jeder Partner auch seine eigenen Aktivitäten durchführen. »Golf-Witwen« profitieren beispielsweise überhaupt nicht davon, wenn ihre Männer nur noch auf dem Golfplatz sind. Auch ständig in die Röhre zu schauen – ob Fußballspiele oder Seifenopern – zählt nicht. Doch da Sie keine siamesischen Zwillinge sind (dieser Begriff ist zwar politisch nicht korrekt, macht aber doch deutlich, was ich meine), kann niemand von Ihnen erwarten, dass Sie alles gemeinsam machen. Jeder von Ihnen darf auch eigenen Aktivitäten nachgehen, die er spannend findet.

Selbstverständlich müssen Sie auch etwas finden, das Sie gemeinsam tun können. Stellen Sie zunächst eine Liste mit Dingen zusammen, die Sie gerne unternehmen würden. Bitten Sie Ihren Partner, dasselbe zu tun, und dann vergleichen Sie Ihre Listen. Es wäre natürlich schön, wenn es da ein paar Übereinstimmungen gäbe. In diesem Fall können Sie gleich loslegen. Vergeuden Sie keine kostbare Zeit. Schließlich soll Ihre Beziehung doch dynamischer werden, dann müssen Sie auch mit Energie ans Werk gehen.

Sollte es keine Übereinstimmungen geben oder sollte keiner von Ihnen eine Idee haben, was Sie zusammen unternehmen könnten (was kein gutes Zeichen wäre, wenn ich das hinzufügen darf), habe ich ein paar allgemeine Anregungen für Sie, die Sie auf Ihre persönlichen Bedürfnisse und Umstände übertragen und entsprechend anpassen können. Ich habe sie in verschiedene Kategorien eingeteilt, so haben Sie einen besseren Überblick.

Körperliche Aktivitäten

Wenn Sie gemeinsam Sport treiben, wirkt sich das zum einen positiv auf Ihren Körper aus. Körperliche Aktivität setzt aber auch Endorphine frei, sodass Sie sich seelisch besser fühlen. Somit fördert also selbst ein gemeinsamer zügiger Spaziergang Ihre Beziehung. Spazierengehen gehört außerdem zu den Aktivitäten, bei denen Sie sich unterhalten können. Diese zusätzliche Zeit, während der Sie miteinander kommunizieren, wird ebenfalls einen positiven Effekt auf Ihre Partnerschaft haben.

So ungewöhnlich es klingen mag: Probieren Sie es einmal mit Kajakfahren! Bei dieser Sportart haben Sie nämlich die Gelegenheit, als Team zu arbeiten. Wenn Sie mit Ihrem Partner in einem Kanu oder Kajak sitzen, müssen Sie Ihre Paddelschläge aufeinander abstimmen, sonst können Sie Ihr Boot nicht steuern. Ein Team zu bilden und ein gemeinsames Ziel zu erreichen ist eine ausgezeichnete Methode, um Ihre Beziehung zu festigen.

Wintersportarten sind ebenfalls sehr belebend, das kalte Wetter kann äußerst erfrischend sein. Ich fahre zum Beispiel sehr gern Ski. Wenn mein Mann und ich in Skiurlaub fuhren, vergnügte sich allerdings jeder auf einer anderen Piste, da er ein sehr viel besserer Skifahrer war als ich. Doch wenn Sie nicht beide denselben Hang hinunterwedeln, heißt das noch lange nicht, dass Ihre Partnerschaft von solch einem Urlaub nicht profitieren kann.

Skifahren birgt immer ein gewisses Risiko. Man sollte also einerseits die eigenen Fähigkeiten nicht überschätzen, damit man immer die Kontrolle behält und sich keine schweren Verletzungen zuzieht. Andererseits sollte man sich aber auch nicht unterfordern und sich ruhig ordentlich anstrengen. Beim Skifahren ist also immer ein bisschen Angst mit dabei, doch sobald man die Abfahrt geschafft hat, kann man es kaum abwarten, wieder zum Lift zu kommen und sich erneut ins Abenteuer zu stürzen. Wenn Sie beide mehrere berauschende Stunden damit verbracht haben, euphorisch die Pisten hinunterzuschwingen, werden Sie sich daher beim abendlichen Rendezvous in der Hütte, wo Sie sich zu einer heißen Schokolade oder einem kräftigen Grog treffen, so lebendig fühlen, dass dadurch Ihre Partnerschaft ordentlich Auftrieb erhält. Das ist praktisch gar nicht zu vermeiden. An diesen Effekt denke ich immer, wenn ich sage, dass Skifahrer die besten Liebhaber sind.

Gemeinsam ins Fitnessstudio zu gehen zählt auch. Selbst wenn einer von Ihnen mit Gewichten trainiert und der andere Aerobic-Übungen macht. Auch hier gilt wieder: Sie sollten sich anschließend beide gestärkt fühlen. Sie können sich dann über Ihr Training unterhalten oder die Erfolge vergleichen (aber ohne dabei in einen Konkurrenzkampf zu verfallen!). Dies alles stärkt Ihr Zusammengehörigkeitsgefühl.

Außerdem gibt es Übungen, bei denen Sie gleich in

zweierlei Hinsicht näher zusammenrücken, weil Sie diese Übungen bereits gemeinsam ausführen. Setzen Sie sich zum Beispiel auf dem Boden so einander gegenüber, dass Ihre Fußsohlen sich berühren. Lehnen Sie sich etwas nach vorn und umfassen Sie jeweils die Handgelenke Ihres Partners. Wenn Sie sich jetzt gegenseitig in einer Schaukelbewegung vor und zurück ziehen, ist das ein gutes Training. Und wenn Sie eine solche Übung nackt ausführen, ist das mit Sicherheit alles andere als langweilig...

Bei einer ähnlichen Übung stehen Sie mit dem Rücken zueinander, haken Ihre Arme unter und lehnen sich abwechselnd vor und zurück. Wenn der eine Partner sich nach vorne lehnt, zieht er den anderen dadurch hoch und hebt ihn etwas in die Luft. Das kann sehr anstrengend sein. (Sollte einer von Ihnen Rückenprobleme haben, probieren Sie diese Übung bitte nicht. Außerdem werden Sie ein paar Anpassungen vornehmen müssen, je nachdem, wie groß die Unterschiede zwischen Ihnen und Ihrem Partner hinsichtlich Körpergröße und Gewicht sind.)

Ein kleiner Ringkampf, ob mit oder ohne Kleidung – natürlich spielerisch, nicht so rabiat –, kann Ihren Puls ebenfalls auf Trab bringen und gleichzeitig sehr sexy sein.

Wie es mit Golf oder Tennis ist? Wunderbar, solange Sie diese Sportarten gemeinsam betreiben. Ich habe überhaupt nichts dagegen einzuwenden, wenn Sie eine bestimmte Sportart allein ausüben. Wenn Sie aber einen großen Teil Ihrer Freizeit dafür verwenden, fördern Sie nicht

Ihre Beziehung. Und mir geht es hier nicht darum, Sie in Form zu bringen oder dafür zu sorgen, dass Sie möglichst viel Spaß haben – mein Ziel ist es, Ihnen dabei zu helfen, die Langeweile aus Ihrer Partnerschaft zu vertreiben. Und wenn Sie zu viel Zeit damit verbringen, nur Ihren eigenen Interessen nachzugehen, und dabei Ihren Partner alleine lassen, werden wir dieses Ziel natürlich nicht erreichen.

Eine Sportart wie Tennis bietet einen weiteren Vorteil – Sie bilden ein Team. Wenn Sie gemeinsam ein Doppel spielen, versuchen Sie beide, Ihre Gegner zu schlagen. Und wenn Sie auf diese Weise lernen, wie das funktioniert, so kann sich das auch positiv auf Ihre Beziehung auswirken. (Falls körperliche Aktivitäten nicht so Ihr Fall sind, können Sie auch gemeinsam Bridge spielen. Dabei ist ebenfalls Teamarbeit erforderlich.) Ihre Beziehung muss Ihnen dabei allerdings wichtiger sein als das Gewinnen. Wenn Sie anfangen, sich gegenseitig anzuschreien, weil einer von Ihnen einen Fehler gemacht hat, wirkt sich das natürlich negativ auf Ihre Partnerschaft aus. Überlegen Sie also gut, wie Sie Ihre Persönlichkeit einschätzen, ehe Sie loslegen. Wenn einer von Ihnen sehr viel mehr sportlichen Ehrgeiz besitzt als der andere, sollten Sie vielleicht in diesem Bereich kein Team bilden.

Bilden Sie sich weiter

Neue Kenntnisse oder Fähigkeiten zu erwerben trägt mit Sicherheit auch dazu bei, die Langeweile aus Ihrer Beziehung zu vertreiben. Viele Universitäten bieten auch Kurse für Nicht-Studenten an. Falls es in Ihrer Nähe keine Universität gibt, schauen Sie einmal in das Programm der Volkshochschule oder informieren Sie sich im Internet oder Ihrer Lokalzeitung über interessante Weiterbildungsangebote. Suchen Sie sich einen Kurs aus, der sowohl Ihr Interesse entfacht als auch das Ihres Partners, damit Sie Ihre Hausaufgaben gemeinsam erledigen und darüber sprechen können, was der Kursleiter gesagt hat. Wenn Sie feststellen, dass eine solche Fortbildung Ihnen beiden Spaß macht, dass Sie aber unterschiedliche Interessen haben, dann könnten Sie jeweils ein Semester einen gemeinsamen Kurs besuchen und jedes zweite Semester einen eigenen Kurs wählen.

Manche dieser Kurse erfordern mehr Engagement als andere. Wenn Sie eine neue Sprache lernen, einen Koch-, Mal- oder Bildhauerkurs besuchen, nehmen Sie nicht nur Informationen auf, sondern müssen auch selbst aktiv werden. Solche Kurse sind besonders förderlich für Ihre Partnerschaft. Denn wenn Sie einander bei diesen Aktivitäten unterstützen, ist das auch eine Art Teamarbeit.

Erweitern Sie Ihren Horizont

Eine Möglichkeit, Ihre geistigen Fähigkeiten zu trainieren, besteht darin, Ihren Horizont zu erweitern. Nehmen wir an, Sie hören beide gern Musik, haben sich dabei aber bisher immer nur auf ein bestimmtes Genre beschränkt. Sie mögen vielleicht beide Countrymusic. Dagegen ist überhaupt nichts einzuwenden, hören Sie jedoch ausschließlich diese Art Musik, engt Sie das intellektuell ein. Hören Sie sich deshalb auch andere Musik an, beispielsweise klassische Musik, Rockmusik, Opern oder Musik aus anderen Ländern. Sie verstehen vielleicht kein Wort Portugiesisch, aber der Rhythmus brasilianischer Musik ist international und geht jedem gleich ins Blut. Und hören Sie sich die Musik nicht nur an, sondern forschen Sie auch nach und informieren Sie sich genauer darüber, damit Sie ein besseres Verständnis für die verschiedenen Genres gewinnen.

Ebenso könnten Sie bei anderen Aktivitäten vorgehen. Schauen Sie sich nicht nur die gewohnten Fernsehprogramme an, sondern beispielsweise einmal Sendungen, die im History Channel, auf arte oder im ZDF dokukanal angeboten werden. Und statt sich im Kino den neuesten Blockbuster anzusehen, könnten Sie in ein Programmkino gehen und sich dort beispielsweise den neuesten Film eines unbekannten französischen Regisseurs anschauen. Vielleicht sogar im Original (mit Untertiteln...). Und sollte es in Ihrer Nähe ein Restaurant mit Spezialitäten aus einem fremden Land geben, die Sie noch nie probiert haben (beispielsweise aus Afghanistan) – dann nichts wie hin!

Hobbys für zwei

Ein gemeinsames Hobby ist eine weitere Freizeitbeschäftigung, die Sie beide einander näher bringen kann und die Langeweile vertreibt. Es könnte eine körperliche Aktivität sein, wie beispielsweise Gartenarbeit, oder eine gemeinsame Sammelleidenschaft. Das schließt übrigens nicht aus, dass jeder von Ihnen etwas anderes sammelt. Angenommen, Sie besuchen zusammen eine Antiquitätenmesse: Dort kann *er* Ausschau nach alten Modellautos halten, *sie* dagegen nach grünen Glasvasen. Solange Sie Ihrem Partner Aufmerksamkeit widmen, sich gegenseitig anspornen und gemeinsam ein gelungenes Schnäppchen feiern, ist alles in Ordnung.

Sie sehen, ich verlange gar nicht von Ihnen, dass Sie es mit dem Zusammensein übertreiben. Das könnte sogar erst recht langweilig werden. Sie sollten nur dafür sorgen, dass Ihr gemeinsames Leben sich nicht allein darauf beschränkt, mit Ihren Kindern ins Fußballstadion zu gehen.

Und wenn Sie mir erlauben, von mir selbst etwas zu übernehmen, dann möchte ich Ihnen ein Projekt vorschlagen, das nur einen kurzen Zeitraum in Anspruch nimmt, Sie beide aber fester zusammenschweißt. In meinem Buch *Die Sprache der Musik: Ein Leben mit Liedern* beschreibe ich, welche Rolle Musik in meinem Leben gespielt hat. Am Ende des Buches schlage ich meinen Lesern vor, eine CD mit Musikstücken zusammenzustellen, die in ihrem jeweiligen Leben eine wichtige Rolle gespielt haben. Das ist ein Projekt, an dem Sie beide gemeinsam arbeiten könnten. Auf Ihrer Liste sollten Musiktitel aufgeführt sein, die zu der Zeit häufig gespielt wurden, als Sie sich kennenlernten. Außerdem Ihr Hochzeitslied und alle anderen Titel, die für Sie von Bedeutung sind. Dieses Projekt wird in jedem von Ihnen viele glückliche Erinnerungen wachrufen, die Sie einander näher bringen. Und dann können Sie diese Gefühle immer wieder auslösen, indem Sie sich *Ihre* CD anhören. Wenn Sie Kinder haben, können Sie die Lieder mit ihnen zusammen anhören und ihnen erklären, was Sie jeweils mit den einzelnen Melodien verbinden.

Nutzen Sie Ihre öffentliche Bibliothek

Die öffentliche Bibliothek Ihres Wohnortes ist eine wahre Fundgrube, in der Sie zahlreiche Möglichkeiten entdecken werden, um die Langeweile aus Ihrer Partnerschaft zu vertreiben. Ich schlage vor, dass Sie beide regelmäßig dorthin gehen – am besten ein Mal pro Woche, aber mindestens

Spiele & Co.

Die Welt der Spiele, die Sie erforschen können, ist immens groß. Solange Sie dies gemeinsam tun, wird es Sie näher zusammenbringen. Denken Sie daran, dass Ihre Partnerschaft zum Teil deswegen langweilig geworden ist, weil Sie zwar unter einem Dach leben, aber nicht genügend miteinander unternehmen, oder nur auf einer sehr oberflächlichen Ebene. Wenn Sie ein Spiel zusammen spielen, ob es sich dabei nun um ein intellektuell anspruchsvolles Spiel handelt wie *Schach* (wobei keiner von Ihnen unbedingt ein guter Schachspieler sein muss) oder einfach um ein witziges Spiel wie *Twister* – solche Spiele bieten Möglichkeiten, mehr Nähe zwischen Ihnen beiden herzustellen. Man kann vielleicht keine Beziehung darauf aufbauen, dass man gemeinsam *Mensch ärgere dich nicht* spielt, aber irgendwo muss man anfangen. Und wenn das der erste Schritt ist, dann sollten Sie diesen Schritt gehen.

Kreuzworträtsel bieten Ihnen beispielsweise die Gelegenheit, ein Team zu bilden und gemeinsam zum Wettkampf gegen das Rätsel anzutreten statt gegeneinander, und das ist gut. Ich möchte, dass Sie aus Ihrem alten Trott herauskommen, und dazu ist Teamarbeit erforderlich. Deshalb ist alles willkommen, was den Teamgeist in Ihnen weckt. Manche Menschen gehen übrigens davon aus, dass diese Art Gehirnjogging auch das Risiko verringert, an Alzheimer oder Demenz zu erkranken.

Bei Glücksspielen, etwa beim Kartenspielen, können Sie natürlich immer auch ein bisschen Erotik mit einbauen. Selbst wenn Sie Ihren Partner schon tausendmal nackt gesehen haben, wird Strip-Poker immer noch eine erregende Wirkung ausüben. Es muss jedoch nicht unbedingt Poker sein. Hier können die Kleidungsstücke sehr schnell verspielt sein, wenn man mehrere Runden hintereinander verliert. Sie können die Regeln auch auf jedes andere Spiel übertragen – selbst auf Monopoly, das mehrere Stunden dauern kann – und es mit einem kleinen Striptease verbinden, um dem Ganzen eine erotische Note zu verleihen.

Rollenspiele

Wenn zwei Menschen gemeinsam durchs Leben gehen, übernimmt jeder von ihnen im Lauf der Zeit eine bestimmte Rolle. Ein typisches Klischee wäre beispielsweise, dass *sie* immer kocht und *er* immer den Rasen mäht. In diesem Fall ist das Rollenverhalten ganz offensichtlich, aber viele Rollen haben Sie auch übernommen, ohne dass Ihnen das bewusst ist. Diese Rollen verpflichten Sie dazu, Dinge immer auf dieselbe Weise zu tun. Um dieser Routine zu entkommen, könnten Sie beispielsweise einfach einmal in eine andere Rolle schlüpfen. Da gibt es mehrere Möglichkeiten – manche davon sind einfach, andere etwas aufwändiger.

Ein Beispiel für eine einfache Möglichkeit wäre ein direkter Rollentausch, sodass *er* sich für eine bestimmte Zeitspanne, die einen Tag oder auch einen ganzen Monat umfassen könnte, um die Zubereitung der Mahlzeiten kümmert und *sie* für den Rasen zuständig ist. Im selben Szenario könnten sich die beiden die Rollen auch aufteilen; das heißt er würde beim Kochen helfen und sie bei der Rasenpflege. In diesem Fall würden sie die Arbeiten gemeinsam erledigen.

Aber Sie können Ihre Rolle auch komplett wechseln, indem Sie sich auf ein Rollenspiel einlassen. *Sie* könnte Kleopatra sein und *er* Marcus Antonius. Oder Sie spielen Napoleon und Joséphine. Oder auch Homer und Marge Simpson. Ob Sie sich entsprechend verkleiden, bleibt Ihnen überlassen. Wenn Sie sich für Ihr Rollenspiel bestimmte Filmstars ausgesucht haben, könnten Sie einen Film ausleihen, in dem die beiden mitspielen, oder sich das Drehbuch besorgen und bestimmte Passagen auswendig lernen und richtig spielen. Wenn Sie dann in der richtigen Stimmung sind, improvisieren Sie einfach und spielen diese Rolle weiter.

Solche Rollenspiele sind schon eine große Herausforderung, das gebe ich zu. Und auch ein bisschen gewagt. Aber dadurch kommen Sie mit Sicherheit aus Ihrem alten Trott heraus. Und es kommt ja gar nicht darauf an, großartig zu spielen. Sie sollen einfach Spaß haben zusammen, und genau so sollten Sie die Sache auch betrachten: als Spaß.

Sollten Sie dabei ein neues Talent in sich entdecken und feststellen, dass Ihnen beiden diese Rollenspiele großes Vergnügen bereiten, könnten Sie sich natürlich auch einer Theatergruppe in Ihrer Nähe anschließen und die Schauspielerei zu Ihrem neuen gemeinsamen Hobby machen.

Eine andere Art von Rollenspiel besteht darin, dass Sie sich vorstellen, Sie beide kennen sich noch gar nicht und treffen sich in einer Bar. Ja, Sie werden sich ein bisschen albern vorkommen, weil Sie einander schließlich nicht fremd sind. Lassen Sie sich jedoch wirklich auf dieses Spiel ein, überwinden die anfängliche Verlegenheit und tauchen in Ihre Rolle ein, dann finden Sie dieses Rollenspiel am Ende vielleicht doch unterhaltsam oder sogar aufschlussreich. Sie könnten etwas Neues über Ihren Partner lernen. Und Sie langweilen sich garantiert nicht.

Damit das funktioniert, müssen Sie sich vorher überlegen, wer Sie sein werden. Denken Sie daran: Sie warten in dieser Bar nicht auf Ihren Partner oder Ihre Partnerin, sondern die Person, in deren Rolle Sie geschlüpft sind, wird in dieser Bar jemanden treffen, der ihr noch vollkommen fremd ist. Wenn Sie schon immer einmal Model sein wollten, könnten Sie, wenn der »Fremde« sich zu Ihnen setzt und fragt, was Sie so machen, sagen, Sie seien Model. Und wenn er sagt, er sei ein Rockstar, dann ist er das. Damit eröffnen sich zahlreiche Möglichkeiten, wie es weitergehen könnte, und die Sache wird interessanter. Bei Ihrem ersten Treffen wissen Sie noch nicht, wem Sie begegnen werden. Sollte sich herausstellen, dass Ihnen eine bestimmte Rolle ganz besonders gefällt, können Sie das Szenario wiederholen; aber ich empfehle Ihnen, die Rollenspiele so abwechslungsreich wie möglich zu gestalten.

Apropos Abwechslung: Wenn Sie später im Bett landen, sollten Sie sich nicht wie gewohnt lieben. Schließlich sind Sie jemand anderes. Das könnte Ihnen sogar erlauben, bestimmte Stellungen auszuprobieren, die Sie sonst nie versuchen würden, weil ja nicht *Sie* Sex haben, sondern die Person, in deren Rolle Sie für diesen Abend geschlüpft sind. Und wenn Ihnen diese Stellung nicht gefällt, könnten Sie, solange Sie nicht wieder dieselbe Rolle spielen, Ihrem Partner sagen, dass Sie diese Position aus Ihrem Repertoire streichen möchten.

Ob sich aus so einem Rollenspiel irgendetwas Dauerhaftes ergeben kann? Mit Sicherheit. Kehren wir noch einmal zu unserem Beispiel zurück. Sie haben sich als Model vorgestellt, weil es ein alter Traum von Ihnen ist, Model zu sein; vor der Kamera herumzustolzieren und zu versuchen, immer wieder anders auszusehen. Wenn Sie später über den gemeinsamen Abend in der Bar sprechen und Ihr Partner Sie fragt, warum Sie sich gerade diese Rolle ausgesucht haben, könnten Sie ihm von diesem Wunsch erzählen. Und vielleicht können Sie Ihre Fantasievorstellung in die Wirklichkeit umsetzen, indem Ihr Partner die Rolle des Fotografen übernimmt. Wenn Sie beide Spaß daran haben, müssen Sie sich nach Ihrem nächsten Shoppingmarathon auch nicht mehr schuldig fühlen. Sie beide wissen dann, dass das neue, sündhaft teure Kleid ein Teil Ihrer Fantasie ist. Irgendwann könnten Sie sogar eine Fotomappe anlegen; nicht, um sie an irgendeine Modelagentur zu schicken, sondern um Ihre jeweiligen Hobbys zu kombinieren und so zusammen eine Menge Spaß zu haben. Sie könnten sogar in Ihrem Keller ein eigenes Fotostudio einrichten mit der entsprechenden Beleuchtung und Kulisse.

Ist es nicht albern, solch eine Fantasie auszuleben? Ich schätze ja, aber es ist doch nichts Schlimmes, ab und zu ein bisschen albern zu sein. Es gibt genug Gelegenheiten im Leben, bei denen man ernst sein muss, so viel steht fest. Auf jeden Fall vertreiben Sie mit diesem gemeinsamen Hobby die Langeweile aus Ihrer Partnerschaft, ob es nun albern ist oder nicht. Sie werden nicht nur bei den Fotoaufnahmen selbst viel Spaß haben, sondern schon allein bei der Planung.

Und wenn Ihr Partner sich für die Rolle eines Rockstars entschieden hat, könnten Sie ein Karaokegerät kaufen und gemeinsam singen, sodass er auch seine Fantasie ausleben kann. Es spielt keine Rolle, um welche Fantasie es sich handelt, solange keine der beiden Parteien dabei verletzt wird. Der springende Punkt ist, dass Sie für zusätzliche Gelegenheiten sorgen, Ihr gemeinsames Leben durch interessante Aktivitäten in Schwung zu halten und zu verhindern, dass sich Langeweile breitmacht.

Doch, das können Sie!

Ich bin mir sicher, dass einige von Ihnen jetzt denken: »So etwas brächte ich nie fertig.« Wenn dieser Gedanke nicht dadurch ausgelöst wurde, dass Sie grundsätzlich keine Rollenspiele machen möchten, sondern dadurch, dass Sie glauben, niemals den Mut für ein Rollenspiel aufbringen zu können, dann kann ich Ihnen vielleicht helfen. Sie müssen bedenken, dass Schauspieler ihre Rolle ja vorher einüben. Genau das können Sie auch tun. Stellen Sie ein paar Gläser und eine Flasche Wein auf Ihren Esstisch und tun Sie einfach so, als seien Sie in einer Bar. Und dann schlüpfen Sie in Ihre Rolle. Vielleicht sind Sie noch zu aufgeregt, um die Sache gleich beim ersten Anlauf durchzuziehen. Aber ich bin mir sicher, dass Sie sich beim zweiten oder dritten Versuch in Ihrer Rolle schon viel wohler fühlen werden. Und wenn Sie wissen, dass Sie diese Szene später spielen werden, können Sie vorher üben. Während Sie alleine Auto fahren, können Sie zum Beispiel in Ihrer gewählten Rolle mit sich selbst reden. Oder Sie deklamieren Ihren Text unter der Dusche, anstatt zu singen.

Je wohler Sie sich in Ihrer Rolle fühlen, desto leichter wird es Ihnen fallen, sie gegenüber Ihrem Partner zu spielen. Und wenn Sie ein paar Mal geübt haben, sind Sie bestimmt reif für Ihren Auftritt. Sie sollten übrigens eine Bar wählen, die etwas weiter entfernt liegt, damit Sie keine Bekannten treffen, die sich womöglich über Ihr Verhalten wundern. Wenn Sie zu aufgeregt sind, Ihre Szene in einem Lokal aufzuführen, wo andere Menschen Sie hören könnten, dann wählen Sie einfach einen nahe gelegenen Park aus und verabreden Sie sich auf einer bestimmten Bank.

Noch eine Möglichkeit für ein Rollenspiel wäre, dass Sie sich vorstellen, Sie seien zwei historische Persönlichkeiten, beispielsweise Napoleon und Joséphine, anstatt Personen aus der heutigen Zeit zu wählen. Sie können sich mit der realen Geschichte dieser Personen beschäftigen und bestimmte Fakten mit in Ihre Unterhaltung einfließen lassen. In diesem Fall sollten Sie sich allerdings tatsächlich nicht in einer Bar treffen; es sei denn, die Geräuschkulisse ist dort so hoch, dass keiner mitbekommt, dass Sie über die Schlacht bei Waterloo sprechen, als habe sie gerade erst stattgefunden …

Solche Rollenspiele sind nicht jedermanns Sache. Fällt Ihnen jedoch nichts anderes ein, um Ihre Beziehung spannender zu gestalten, probieren Sie doch eine dieser Ideen einfach einmal aus – selbst wenn Sie davon überzeugt sind, das sei nichts für Sie. Wenn Sie in Ihrem eingefahrenen Gleis verharren, weil Sie keine passende Alternative finden, rate ich Ihnen, es mit einer der Ideen zu versuchen, die ich Ihnen geschildert habe, oder sich etwas Eigenes auszudenken. Sie haben nichts zu verlieren, aber vor Ihnen liegt eine ganze Welt voller Entdeckungsmöglichkeiten: Machen Sie sich einfach mit offenen Augen auf den Weg!

Freunde sind wichtig

Auch Freunde können viel dazu beitragen, Ihr Leben interessanter zu gestalten. Allerdings können sie Ihr Leben nicht nur im positiven, sondern auch im negativen Sinne beeinflussen – das müssen Sie immer bedenken. (Dasselbe gilt übrigens für Familienangehörige, aber da Sie sich Ihre Familie nicht aussuchen können, haben Sie darauf auch weniger Einfluss.)

Ihre Freunde können Sie dabei unterstützen, sich die Langeweile vom Leib zu halten, sodass Sie beide diesbezüglich nicht auf sich alleine angewiesen sind. Umgekehrt sorgen Sie dafür, dass das Leben Ihrer Freunde abwechslungsreicher wird, denn jede Beziehung ist von Langeweile bedroht. Jeder profitiert also davon, wenn Sie sich zusammentun. Zuvor sollten Sie jedoch ein paar Hinweise beachten, denn letztendlich können sich vier Menschen genauso miteinander langweilen wie zwei. Und dasselbe gilt für sechs oder acht.

Ein paar warnende Worte vorweg

Dieses Buch ist darauf ausgerichtet, Ihre Beziehung zu stärken. Was Freunde betrifft, so sollten Sie sich vor Menschen hüten, die Sie von Ihrem Partner wegbringen wollen. Freunde, die einen der Partner zeitlich sehr in Anspruch nehmen, treiben einen Keil in die Partnerschaft. Und Sie sollten wissen, dass Sie sich auf sehr gefährlichem Terrain bewegen, wenn Sie das zulassen. Angenommen, *sie* hat eine beste Freundin, die jeden Abend nach dem Essen zu Besuch kommt oder anruft, und beide reden dann eine Stunde oder länger miteinander, während *er* sich im Fernsehen ein Fußballspiel anschaut. Beide Partner sind vielleicht sogar glücklich über dieses Arrangement – sie kann sich in Ruhe unterhalten, er kann ungestört sein Spiel sehen. Aber diese Konstellation kann sehr schädlich für die Beziehung sein. Beide befinden sich zwar unter demselben Dach, aber jeder von ihnen könnte genauso gut am entgegengesetzten Ende der Stadt wohnen.

Das heißt nicht, dass diese Frau sich nicht mehr mit ihrer besten Freundin treffen sollte. Aber sie sollte die Fäden selbst in die Hand nehmen und sorgsamer mit ihrer Zeit umgehen. Beide Partner müssen ihre Aktivitäten rechtzeitig planen, und *sie* muss ihre Freundin darüber informieren, dass sie an bestimmten Abenden beschäftigt ist. Vielleicht muss sie sogar zu einer Notlüge greifen. Angenommen, die beiden haben an einem bestimmten Tag geplant, sich nach dem Essen zusammenzusetzen und über die jeweilige Lektüre zu sprechen. Falls *sie* vermutet, dass ihre Freundin kein Verständnis dafür hat, dass sie Zeit mit ihrem Partner verbringen möchte, muss sie eben sagen, sie hätte noch wichtige Büroarbeiten zu erledigen. Und falls die Freundin den Wink nicht versteht, fahren die beiden eben in irgendein nahe gelegenes Lokal und unterhalten sich dort in Ruhe bei einer Tasse Kaffee oder einem Glas Wein. Auf jeden Fall muss das Endergebnis so aussehen, dass die allabendlichen Besuche der Freundin nicht mehr von beiden Parteien als Selbstverständlichkeit betrachtet werden.

Neue Freundschaften schließen

Es kann verschiedene Gründe geben, warum Menschen, mit denen Sie schon seit vielen Jahren befreundet sind, zu einem bestimmten Zeitpunkt einfach nicht mehr zu Ihnen passen. Ich werde diese Gründe hier nicht im Einzelnen durchgehen, schließlich will ich Ihnen auch nicht empfehlen, all diese Kontakte rigoros abzubrechen. Sie sollten nur erkennen, wann Sie vielleicht ein paar neue Freunde brauchen.

Wie könnten Sie dann vorgehen, um Ihren Freundeskreis zu erweitern? Halten Sie einfach die Augen offen. Vielleicht gibt es Nachbarn, die ein paar Häuser weiter wohnen und einen interessanten Eindruck machen. Oder ein Paar, dem Sie regelmäßig im Gottesdienst begegnen, das Sie sonst aber nie treffen. Fragen Sie die beiden, ob sie Lust haben, auf ein Glas Wein, zum Kaffee oder zum Abendessen vorbeizukommen. Wenn Sie sich gut verstehen, haben Sie neue Freunde gefunden. Falls nicht, halten Sie eben weiter Ausschau und versuchen es erneut.

Wenn Sie aktiv sind und beispielsweise ehrenamtlich

eine politische Kampagne unterstützen oder in einer Suppenküche mithelfen, werden Sie zwangsläufig andere Menschen treffen, mit denen Sie ein gemeinsames Interesse verbindet. Da dürfte es nicht schwerfallen, Freundschaften zu schließen.

Freundschaften interessant gestalten

Ob Sie sich nun mit alten oder mit neuen Freunden treffen – in jedem Fall müssen Sie dafür sorgen, dass dann nicht alle einfach gelangweilt herumsitzen. Sollten Sie nur sehr rege und vielseitig interessierte Menschen zu Ihrem Freundeskreis zählen, mit denen Sie sich noch nie gelangweilt haben, müssen Sie sich keine weiteren Gedanken machen. Doch wenn es andere Freunde in Ihrem sozialen Netz gibt, die immer einen (mehr oder weniger) kleinen Anstoß brauchen, um in Gang zu kommen, sollten Sie verschiedene Aktivitäten vorschlagen, die für alle interessant sind. Sie könnten Spiele mitbringen, gemeinsam zum Tanzen oder Bowling gehen – alles kommt infrage, was Ihnen an diesem Abend mehr Unterhaltung bietet als geistlose Gespräche.

Und wenn Sie alte Freunde haben, die Sie nicht einfach fallen lassen wollen, bei denen Sie aber immer das Gefühl haben, sie saugen Ihnen alle Energie aus, dann laden Sie zu Ihren Treffen zusätzlich andere Leute ein. Ich verstehe, wenn Sie sich schlecht fühlen bei dem Gedanken, diese Freunde überhaupt nicht mehr zu sehen, aber Ihre Zeit hier auf dieser Erde ist eben begrenzt, und Sie sollten nicht allzu viel dieser kostbaren Ressource damit verschwenden, langweilige Abende abzusitzen, deren Ende Sie bereits herbeisehnen, kaum dass sie angefangen haben. Wenn Sie andere Menschen kennen, die unterhaltsamer sind, ist allen Beteiligten besser gedient.

Geheimtipp Nr. 6
Romantik ist Pflicht

Die meisten Menschen – vor allem, wenn sie in einer Partnerschaft leben – wissen aus eigener Erfahrung, was Liebe bedeutet. Aber Romantik scheint ein Wort zu sein, das nicht so gut verstanden wird, jedenfalls nicht von Männern. Da Romantik für eine stabile Partnerschaft aber unbedingt erforderlich ist, muss man wissen, was es damit auf sich hat und wie man für Romantik sorgt.

Wie meine Definition von Romantik lautet? Für mich ist es die Atmosphäre, in der Liebe überhaupt erst gedeihen kann. Wenn zwei Fische zusammenkommen möchten, brauchen sie Wasser, um aufeinander zuschwimmen und sich treffen zu können. Ohne dieses Wasser würden sie kurz auf dem Boden herumzappeln und dann sterben. Damit Liebe aufblühen kann, braucht sie eine bestimmte Umgebung, die wir Romantik nennen.

Wenn Sie natürlich gerade frisch verliebt sind, kann alles Mögliche romantisch sein. Denken Sie nur an das Lied »On the Street Where You Live« aus dem Musical *My Fair Lady*: Der Sänger schwärmt liebevoll von der

Straße, in der seine Angebetete wohnt – während es sich für jeden anderen um eine ganz normale Straße handelt. In diesem Stadium einer Beziehung stellt sich die Romantik also von selbst ein.

Manche Männer haben die Erfahrung gemacht, dass sie in ihrer Traumfrau, die zunächst kein Interesse an ihnen hatte, schließlich doch den Funken der Liebe entzünden konnten, indem sie die Atmosphäre so romantisch wie möglich gestaltet haben.

Tony und Donna

Donna lernte Tony auf einer Party kennen. Sie war 21 und er gut zwölf Jahre älter. Sie war Amerikanerin italienischen Ursprungs, er war erst vor kurzem aus Italien gekommen. Abgesehen von ein paar kulturellen Aspekten hatten die beiden nicht viel gemeinsam. Donna maß dieser Begegnung auf der Party keine weitere Bedeutung bei; für Tony stand hingegen fest: Er hatte die Frau seines Lebens getroffen. Um seinen Traum zu verwirklichen, startete er eine romantische Kampagne. Donna erhielt fast täglich Rosen. Und wenn der Bote keine Blumen brachte, dann war es eine Schachtel Pralinen. Der Briefträger hatte meistens ein oder zwei Briefe dabei, in denen Tony seine romantischen Gefühle zum Ausdruck brachte. Als Donna sich einverstanden erklärte, mit ihm auszugehen, führte er sie in die romantischsten Restaurants und behandelte sie wie eine Königin. Schon bald vergaß Donna den Altersunterschied und gewöhnte sich daran, während der Autofahrten mit Tony italienische Opernmusik zu hören. Innerhalb eines Jahres waren sie verheiratet, und bald darauf kam ihr erstes Bambino zur Welt.

Nicht jeder Mann ist in der Lage, das Objekt seiner Begierde auf dieselbe Weise zu erobern, wie Tony das geschafft hat. Aber ganz unabhängig davon, wie eine Beziehung anfängt, nimmt die Intensität der Gefühle in den meisten Fällen im Lauf der Jahre ab – wenn Sie nichts dagegen unternehmen. Es ist also von entscheidender Bedeutung, dass Sie Ihr Leben mit einer Dosis Romantik würzen, wenn Sie Ihre Beziehung gesund erhalten wollen. Und wenn romantische Gesten den richtigen Eindruck bei einer Frau hinterlassen sollen, muss der Mann die Initiative ergreifen. Männer müssen also lernen, wie sie ihre Fähigkeiten in diesem Bereich verbessern können.

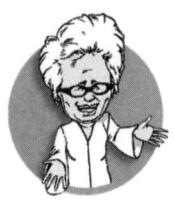

Lassen Sie nicht zu, dass die Romantik in Ihrer Beziehung im Lauf der Jahre verschwindet.

Wo Romantik anfängt

Ein romantisches Intermezzo endet wahrscheinlich im Schlafzimmer, fängt aber meist nicht dort an. Romantik ist eine sehr sensible Angelegenheit, die man behutsam angehen muss. Sie müssen der Romantik den Weg ebnen, und dazu möchte ich Ihnen gern ein paar Tipps geben. Ich gebe zu, dass ich dabei überwiegend meine männlichen Leser vor Augen habe...

Romantik im Schlafzimmer

Der wichtigste Ratschlag für mehr Romantik lautet: *Denken Sie zuerst an Ihren Partner*. Bezogen auf Ihr Sexualleben bedeutet das, Sie sollten sich darum bemühen, die besonderen Wünsche Ihres Partners herauszufinden und dafür zu sorgen, dass die Erfüllung dieser Wünsche ab sofort fester Bestandteil Ihres sexuellen Repertoires wird – vorausgesetzt natürlich, diese Wünsche haben für Sie nichts Abstoßendes. Etwas für seinen Partner zu opfern ist zweifellos sehr romantisch. Beim Sex sollte jedoch die Einbeziehung einer bestimmten Technik schon für beide Seiten angenehm sein.

Ted und Mary

Ted und Mary haben am Valentinstag geheiratet, und als ihr zehnter Hochzeitstag bevorstand wusste Ted, dass er sich etwas ganz Besonderes einfallen lassen musste. Ein Abendessen in einem schönen Restaurant würde da nicht ausreichen, also zerbrach Ted sich weiter den Kopf, um mit einem besseren Vorschlag glänzen zu können. Da stieß er auf die Werbeanzeige eines nahe gelegenen Hotels, das einige Zimmer speziell für Liebespaare ausgestattet hatte, mit Spiegeln an der Decke und einem besonderen Stuhl für den Liebesakt. Ted reservierte solch ein Zimmer, noch dazu zu einem horrend hohen Preis, denn am Valentinstag galt der höchste Tarif. Doch als er mit Mary an diesem Abend das Zimmer betrat, war sie alles andere als erfreut, sondern brach in Tränen aus.

Ted hatte den klassischen Fehler begangen und außergewöhnlichen Sex mit Romantik gleichgesetzt. Selbstverständlich stand er damit nicht alleine da, deshalb konnte das Hotel am Valentinstag auch so hohe Preise berechnen. Es gibt sicher Frauen, die wilden Sex herrlich finden und gern ein paar Stunden in solch einem Zimmer verbringen. Aber für Mary war eben nicht nur Valentinstag, sondern der zehnte Jahrestag ihrer Hochzeit, von der sie viele Jahre lang geträumt hatte, ehe sie vor den Traualtar trat, und mit der sie immer noch wunderschöne Erinnerungen verband. Ein schäbiges Hotelzimmer, ausgestattet wie ein Bordell, war nicht die Umgebung, in der sie diesen besonderen Tag ihres gemeinsamen Lebens feiern wollte, der in ihren Augen heilig war.

Kleider machen Leute

Fangen wir mit dem Dresscode an. Wenn Sie eine romantische Atmosphäre schaffen möchten, sollten Sie sich zuerst um Ihr Outfit kümmern. Nehmen wir an, Sie planen ein romantisches Rendezvous mit der Dame Ihres Herzens und überlegen, was Sie ihr lieber vorschlagen sollen – eine Veranstaltung, bei der Sie gut angezogen erscheinen müssen; oder eine, zu der Sie auch in salopper Kleidung gehen können. In diesem Fall wäre die erste Option eindeutig die romantischere. Warum? Weil Sie mit dieser Wahl zum Ausdruck bringen, dass Ihnen etwas an der Verabredung liegt. Heißt das, eine gemeinsame Radtour in kurzen Hosen und T-Shirt kann nicht romantisch sein? Keineswegs. Wenn Sie aber zusammen essen gehen und das eine Restaurant auf einem bestimmten Dresscode besteht, der nicht unbedingt förmlich sein muss, während das andere auch Gäste in Shorts und T-Shirt zulässt, ist das erste Restaurant der romantischere Treffpunkt. Denn wenn Sie sich für dieses Lokal entscheiden, bedeutet das, Sie investieren mehr Energie in diesen Abend, indem Sie sich schick anziehen. Und dadurch wird das Treffen romantischer.

Sie müssen mit meiner Betrachtungsweise nicht unbedingt übereinstimmen. Viele Männer fühlen sich in einer edlen Tuchhose vielleicht auch nicht romantischer als in Jeans, aber die meisten Frauen werden mir recht geben. Am besten, Sie nehmen diese Tatsache einfach als gegeben hin.

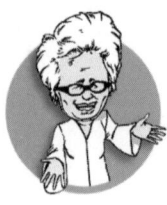

Je besser Sie gekleidet sind, desto romantischer ist die Stimmung.

Sorgen Sie für eine romantische Atmosphäre

Die Atmosphäre ist eine weitere wesentliche Voraussetzung für ein romantisches Rendezvous. Grelles Licht bringt jeden Makel erbarmungslos zum Vorschein, sanfte Beleuchtung hingegen kaschiert kleine Mängel. Frauen verbringen viel Zeit damit, ihre verschiedenen Schwachstellen im Spiegel zu begutachten. Sie sind sich ihrer Makel sehr bewusst, ebenso wie einige Männer, und fühlen sich daher wohler, wenn ihre Sorge, »entlarvt« zu werden, reduziert wird. Deshalb ist sanftes Licht romantischer als grelles. Ob Sie nun ein Restaurant mit gedämpfter Beleuchtung auswählen, das Schlafzimmer in Kerzenlicht hüllen oder mit Ihrer Traumfrau unter freiem

Sternenhimmel in einen Whirlpool sitzen – Ihr Bemühen um die richtige Beleuchtung wird ganz sicher nicht vergebens sein ...

Ich verstehe, dass manchen Männern eine möglichst helle Beleuchtung viel lieber wäre, vor allem in der Whirlpool-Szene. Männer schauen sich gern den Körper ihrer Partnerin an, und je mehr Licht sie dabei zur Verfügung haben, desto besser können sie den Anblick genießen. Muss eine Frau jedoch die ganze Zeit befürchten, dass dieser oder jener Makel an ihr – ob real oder eingebildet – »entdeckt« wird, so lenkt sie das ab, und sie wird sich nicht sehr sexy fühlen.

Außer der Beleuchtung gibt es noch andere Möglichkeiten, für eine romantische Atmosphäre zu sorgen. Blumen sind beispielsweise gleich in zweierlei Hinsicht ein romantisches Signal: Ihr Anblick kann romantische Gefühle wecken und ihr Duft die Sinne zusätzlich anregen. Diesen Effekt können Sie noch unterstreichen, indem Sie Duftkerzen oder Räucherstäbchen anzünden.

Achten Sie auf die Atmosphäre, wenn Sie eine romantische Kulisse schaffen möchten.

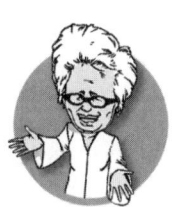

Was Sie sagen sollten

Ihre Kleidung und die passende Beleuchtung spielen also eine wichtige Rolle, wenn es um Romantik geht. Ein weiterer entscheidender Faktor ist jedoch mit Sicherheit, was Sie sagen. Sie können nicht die ganze Zeit romantisch sein, aber in bestimmten Momenten dürfen Sie einfach nicht versäumen, der Frau Ihrer Träume zärtliche Worte ins Ohr zu flüstern. Umgekehrt sollten Sie eins nie vergessen: Harsche Worte haben noch lange, nachdem sie über Ihre Lippen gekommen sind, negative Auswirkungen.

Denken Sie auch daran, dass einfallslose Bemühungen, Romantik zu vermitteln, nicht sehr erfolgreich sein werden. Wenn Sie nicht mehr über die Lippen bringen als ein einmaliges »Ich liebe dich« vor dem Schlafengehen, verliert dieses Gefühl viel von seinem Wert und diese Worte viel von ihrer Wirkung. Also sollten Sie diesen Satz nicht immer zum selben Zeitpunkt sagen, und Ihre Gefühle auch nicht immer in dieselben Worte kleiden. Sie müssen für Ihre Beziehung schon etwas Energie aufwenden. Wenn es Ihnen leichter fällt, Ihre Gefühle schriftlich zum Ausdruck zu bringen, und Sie kleine Zettel mit Liebesbotschaften überall im Haus verteilen, ist das wunderbar. Merken Sie sich einfach, dass jede Form der Liebeserklärung sich positiv auswirkt, solange Sie sich wirklich Mühe geben und ein bisschen Fantasie aufbringen.

Wichtig ist auch, dass diese romantischen Botschaften

regelmäßig vermittelt werden. Vor allem sollten Sie nicht nur dann darauf zurückgreifen, wenn Sie mit Ihrer Partnerin schlafen wollen – das könnte böse nach hinten losgehen. Wie gesagt: Gefühlsäußerungen müssen von Herzen kommen und dürfen keine leeren Worthülsen sein. Sie empfinden doch vermutlich im Lauf des Tages immer wieder liebevolle Gefühle für Ihre Partnerin – bringen Sie das ihr gegenüber einfach zum Ausdruck. Heutzutage gibt es so viele Kommunikationsmöglichkeiten, dass ich da wirklich keine Entschuldigung gelten lasse. Überlegen Sie sich nur gut, welche Mitteilungen Sie per E-Mail versenden, da zum Beispiel Ihr Arbeitgeber Ihre Mails lesen könnte.

Körpersprache

In manchen Gesellschaften müssen Frauen in der Öffentlichkeit mehrere Schritte hinter ihrem Ehemann gehen. Ich kann mir nicht vorstellen, dass es in solchen Ehen sehr viel Romantik gibt. In unserer Kultur gelten solche Regeln glücklicherweise nicht. Bringt ein Paar seine gegenseitige Zuneigung zum Ausdruck – sowohl im privaten als auch im öffentlichen Bereich –, indem beide Partner sich an der Hand halten oder die Arme umeinander legen, so sind diese offenen Bekundungen ihrer Liebe eindeutig romantisch.

Und zwar unter anderem deswegen, weil sie dadurch

spüren, dass ihr Partner an ihrer Seite ist. Sie schenken einander Aufmerksamkeit und verhalten sich nicht wie zwei getrennte Wesen, die zufällig nebeneinander hergehen. Und je mehr solcher positiven Verbindungen es zwischen Ihnen beiden gibt, desto romantischer wird Ihre Beziehung. Jedes Mal, wenn Sie einander berühren, wird ein kleiner Funke entzündet, und all diese kleinen Funken laden die »Batterie« Ihrer Beziehung auf.

Seitenblicke verboten

An dieser Stelle möchte ich eine Art der Körpersprache erwähnen, die genau den gegenteiligen Effekt hat und blitzschnell alle Energie aus Ihrer Beziehung abzieht: Das ist dann der Fall, wenn ein Mann neben seiner Partnerin herspaziert und gleichzeitig anderen Frauen nachschaut. Vor allem, wenn dies ganz unverblümt geschieht. Jede Frau fühlt sich dadurch verletzt, und jegliche Romantik ist sofort dahin. Trotzdem höre ich sehr oft, dass Männer sich so verhalten. Ich kann verstehen, dass ein Mann gern einen Blick riskieren möchte, wenn eine attraktive, freizügig gekleidete Frau vorbeigeht. Aber einen flüchtigen Blick auf sie zu werfen ist etwas anderes, als ihr mit offenem Mund hinterherzustarren.

Romantische Gesten

Wenn Sie jemanden lieben, sollte es selbstverständlich sein, dass Sie sich um diesen Menschen bemühen. Und wenn das der Fall ist, möchten Sie auch Belastungen reduzieren, die er zu tragen hat. Wenn Sie also eine Couch-Potato sind und sehen, wie Ihre Partnerin gerade einen Korb voller Wäsche an Ihnen vorbeischleppt, könnten Sie aufstehen und Ihre Hilfe anbieten. Vielleicht braucht sie keine Hilfe und sagt, Sie könnten sich ruhig wieder aufs Sofa setzen – aber Ihr Angebot ist eine romantische Geste, weil Sie Ihrer Partnerin damit zeigen, dass sie Ihnen wichtig ist.

Angewohnheiten, die Ihren Partner verrückt machen

Wenn Sie mit einem Menschen zusammenleben, können Sie sich unmöglich ständig von Ihrer besten Seite zeigen. Manche Menschen entwickeln jedoch Verhaltensweisen, die sie noch dazu häufig wiederholen und die so störend sind, dass Romantik einfach keine Chance mehr hat, in der Beziehung Wurzeln zu schlagen. Ich spreche von Nasebohren, Rülpsen, Pupsen, Schlürfen und ähnlichen schlechten Angewohnheiten. Manchmal lässt es sich nicht vermeiden, aber dann sollten Sie sich wenigstens gleich entschuldigen.

Außerdem ist es ein Unterschied, ob jemandem gelegentlich aus Versehen ein Rülpser herausrutscht oder ob er sich überhaupt keine Mühe gibt, das Rülpsen zu unterdrücken; ja, es sogar noch darauf anlegt, möglichst oft oder laut zu rülpsen. Diese Verhaltensweisen sind weder romantisch noch anregend und gehen mit der Zeit sehr auf die Nerven. Wenn Ihr Partner schon jedes Mal auf den nächsten Rülpser wartet, sobald Sie einen Schluck Mineralwasser getrunken haben, dann ist jeder einzelne Rülpser besonders ärgerlich wegen der ständigen Wiederholungen. Und das wirkt sich nicht nur sehr negativ auf Ihr Liebesleben aus, sondern auf Ihr soziales Leben insgesamt.

Das Leben in einer Partnerschaft erfordert Rücksichtnahme. Und das schließt mit ein, dass man sich mäßigen kann. Zu denjenigen Verhaltensweisen, die anderen auf die Nerven gehen können, zählen auch Gewohnheiten, die über das rechte Maß hinausgehen. Es ist vollkommen in Ordnung, wenn Sie in einer sauberen Wohnung leben möchten. Übertreiben Sie es jedoch mit der Sauberkeit, wird Ihr Partner sich in der sterilen Atmosphäre Ihrer gemeinsamen Wohnung kaum noch wohlfühlen. Sollten Sie also zu Extremen neigen, sei es nun in Richtung Sauberkeit oder Schlampigkeit, muss Ihnen klar sein, dass dieses Verhalten negative Auswirkungen auf Ihre Partnerschaft hat.

Auch Romantik braucht Luftveränderung

Langeweile ist eindeutig nicht der richtige Nährboden für Romantik. Sobald Sie bis ins Detail vorhersagen können, was Ihr Partner tun wird, wenn Sie zusammen sind, verlieren selbst Gesten, die eigentlich romantisch sind, sehr viel von ihrer Wirkung. Doch es kann schwer sein, aus einer bestimmten Routine herauszukommen, wenn man immer in derselben Umgebung ist. Manchmal müssen Sie die Romantik ein bisschen an die frische Luft bringen, damit sie aufblühen kann.

Ideal wäre natürlich eine zweiwöchige Luxusreise in ein Ferienparadies. Aber Ihr Terminkalender und Ihr Geldbeutel setzen diesem Vorhaben vielleicht gewisse Grenzen. Der springende Punkt ist, aus Ihrer gewohnten Umgebung herauszukommen, in der die Luft abgestanden ist. Der Tapetenwechsel wird hoffentlich einen positiven Effekt haben. Ich sage »hoffentlich«, weil beide Partner die Bereitschaft mitbringen müssen, Änderungen auch zuzulassen. Sie können nämlich in einem anderen Umfeld ganz genauso in Ihren eingefahrenen Gleisen bleiben; und wenn das der Fall ist, machen Sie damit die Auswirkungen selbst der traumhaftesten Urlaubsziele zunichte. Bringen Sie dagegen eine gewisse Offenheit mit und lassen Ihre Fantasie spielen, sehe ich gute Chancen, dass Sie Fortschritte erzielen werden – ganz unabhängig von Ihrem Reiseziel.

Eine Reise ist unter anderem deswegen romantischer als ein Urlaub zu Hause, weil Ihr Gewissen die zahlreichen häuslichen und beruflichen Pflichten, die an der Heimatfront immer so bedrohlich ins Blickfeld rücken, leichter abblockt, wenn Sie physisch nicht anwesend sind.

Manche Menschen vermeiden es, für längere Zeit in den Urlaub zu fahren, weil sie den Stapel an unerledigten Arbeiten fürchten, der sich während dieser Zeit auf ihrem Schreibtisch anhäuft und bei ihrer Rückkehr zu bewältigen ist. Wenn Sie während der Ferien ständig besorgt an diesen bedrohlich wachsenden Stapel denken, wird dies die romantische Stimmung dämpfen. Aber Sie können – und sollten – diese Sorge aus Ihren Gedanken vertreiben. Jeder muss seine Batterien ab und zu einmal aufladen. Und auch wenn Ihnen das nicht bewusst ist: Es beeinträchtigt die Qualität Ihrer Arbeit, wenn keinerlei Aussicht darauf besteht, dass Sie irgendwann auch einmal frei haben. Urlaub dient also nicht nur romantischen Zwecken. Was Ihr Liebesleben betrifft, so kann die Vorfreude auf die Ferien ebenfalls Wunder bewirken. Allein die Gewissheit, dass ein bestimmter Zeitraum für romantische Zweisamkeit reserviert ist, kann dazu beitragen, die Flamme der Romantik während der Tage, Wochen und Monate lebendig zu erhalten, an denen Sie wenig Zeit haben, sich darum zu kümmern.

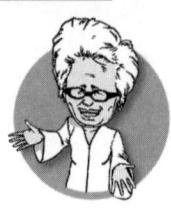

Planen Sie gemeinsame Zeit ein, die Sie nicht zu Hause verbringen, um die Romantik in Ihrer Partnerschaft zu fördern.

Wenn Sie gemeinsam in den Urlaub fahren, bedeutet das nicht automatisch, dass ab sofort alles ganz romantisch ist. Sie haben vielleicht öfter Sex, aber damit allein ist es nicht getan – Sie müssen auch sonst den Fokus aufeinander richten: Nehmen Sie sich Zeit für Spaziergänge, Hand in Hand; bleiben Sie immer wieder kurz stehen, um einander zärtlich zu umarmen; lächeln Sie einander an; stellen Sie irgendwelche Albernheiten an, einfach um Spaß zu haben. Vielleicht probieren Sie auch ein paar der vorgeschlagenen erotischen Übungen aus. Legen Sie am helllichten Tag in einer leeren Bar einen kleinen Zwischenstopp ein und schmusen Sie in einer abgelegenen Ecke miteinander bei einem Glas Wein; entspannen Sie gemeinsam in einer Hängematte; massieren Sie sich gegenseitig mit duftenden Ölen; pflücken Sie einen Strauß wild wachsender Blumen; verwöhnen Sie sich gegenseitig mit Trauben; lesen Sie sich Gedichte vor oder vielleicht ein Kapitel aus meinem Lieblingsbuch *Lady Chatterley*; schauen Sie sich, eng aneinandergeschmiegt, den Sonnenuntergang an; stehen Sie früh auf, um gemeinsam den Sonnenaufgang zu erleben; oder legen Sie sich gemeinsam nachts draußen auf eine Decke und zählen Sie die Sternschnuppen.

Fragen Sie nach

Die Liste ließe sich endlos fortsetzen – aber möglicherweise wären gerade die ein oder zwei Aktivitäten nicht dabei, die Ihre Partnerin ganz besonders romantisch findet. Da Sie nicht erraten können, um welche es sich dabei handelt, müssen Sie sie fragen. Ich schlage vor, Sie warten damit nicht bis zu Ihrem Urlaub, sondern erkundigen sich rechtzeitig. Dann können Sie die erforderlichen Schritte unternehmen, um diese romantischen Aktivitäten mit einzubeziehen, beispielsweise indem Sie Eintrittskarten für ein bestimmtes Konzert besorgen oder Musik eines Interpreten oder Genres mitnehmen, die Ihre Partnerin besonders romantisch findet.

Zeit für die Heimreise

Selbst der schönste Urlaub geht einmal zu Ende, und ehe Sie sichs versehen, sind Sie schon wieder zu Hause und fallen in Ihre alten Verhaltensmuster zurück. Mittels kleiner Tricks lassen sich die positiven Effekte Ihres Urlaubs jedoch ins Alltagsleben hinüberretten. Hierzu ein paar Vorschläge:

Wenn Sie Ihren Urlaub auf einer tropischen Insel verbracht und dort jeden Nachmittag eine Piña Colada getrunken haben, nehmen Sie doch diese Gewohnheit ab und zu daheim wieder auf! Das weckt romantische Erinnerungen und führt dazu, dass sie sich noch fester in Ihr Gedächtnis einprägen. Außerdem könnten Sie ein Mal pro Woche oder Monat in einem Restaurant essen, wo man Spezialitäten aus Ihrem Urlaubsland serviert. Haben Sie während Ihres Urlaubs viele Fotos gemacht? Dann lassen Sie doch einige davon vergrößern und hängen Sie sie in Ihrer Wohnung auf! Alben können nur schöne Erinnerungen in Ihnen wecken, wenn Sie sie aus dem Regal nehmen und durchblättern. Hängen Sie die Bilder dagegen irgendwo auf, wo Ihr Blick sie regelmäßig streift, werden die schönen Momente immer wieder in Ihr Gedächtnis gerufen. Digitale Aufnahmen können Sie sich als fortlaufende Diashow auf Ihrem Computer anschauen, als Bildschirmschoner oder als Hintergrundbild einrichten. Am Urlaubsort selbst könnten Sie nach dekorativen Souvenirs Ausschau halten, die Sie später zu Hause aufstellen – sie werden Sie immer wieder an diese romantischen Ferien erinnern.

Sie könnten sich während des Urlaubs auch gegenseitig neue Kosenamen geben. Wenn Sie diese Namen dann zu Hause weiter verwenden, wecken Sie damit romantische Erinnerungen.

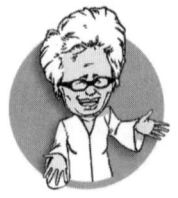

Versuchen Sie, die Erinnerungen an
Ihre romantische Reise lebendig zu
erhalten, indem Sie sich die schönsten
Urlaubserinnerungen immer wieder
ins Gedächtnis rufen.

Romantische Wiederholungen

Bisher habe ich Sie immer wieder dazu ermuntert, etwas
Neues auszuprobieren. Jetzt widerspreche ich mir selbst,
indem ich behaupte, dass auch Wiederholungen romantisch sein können. Lassen Sie mich das erklären: Angenommen, Sie haben ein Lieblingsrestaurant, das Sie beide
romantisch finden. Selbstverständlich sollten Sie nicht jeden Tag dorthin gehen, das wäre bald langweilig. Wenn
Sie aber, sagen wir, ein Mal pro Monat dort essen, wird
dieses Restaurant zu einer romantischen Oase. Dasselbe
gilt für Urlaubsorte. Wenn Sie jedes Jahr im selben Ort
Ihre Ferien verbringen, kann das ebenso romantisch sein,
wie jedes Jahr ein neues Urlaubsziel auszusuchen – oder
sogar noch romantischer.

Ein Grund dafür ist die Vorfreude. Schon Wochen vor
der Abreise werden Sie sich ausmalen, wie dieser Urlaub
sein wird. Und diese freudige Erwartung macht Sie bereits
glücklich. Außerdem bleiben die Urlaubserinnerungen immer deutlicher erhalten, weil sie jedes Mal verstärkt wer-

den, wenn Sie an diesen Ort zurückkehren. Sie werden nicht mehr fragen: »Weißt du noch, wie dieses kleine, versteckte Café hieß?« Stattdessen werden Sie die Namen der zahlreichen Straßen und Plätze, über die Sie beide so oft gebummelt sind, nur so herunterrattern können.

Kein Tag ohne Romantik

Sie können sich noch so sehr anstrengen, Ihren Urlaub romantisch zu gestalten – wenn in Ihrem Alltag romantische Augenblicke rar sind oder gänzlich fehlen, wird es schwer, Ihre Beziehung auf Vordermann zu bringen. Mir ist schon klar, dass Ihre Arbeit inklusive Fahrzeit den größten Teil Ihres Tages beansprucht; zieht man dann noch die Stunden ab, die für Schlaf draufgehen, ist es schon schwer genug, irgendwo die paar Minuten fürs tägliche Zähneputzen einzuschieben – wann soll man sich da noch um Romantik kümmern?

Nur weil eine Sache schwierig ist, heißt das noch lange nicht, dass Sie gleich aufgeben sollten. Versuchen Sie's trotzdem! Selbst kleine romantische Gesten halten die Flamme der Liebe lebendig, sodass Sie nicht immer wieder zwei Hölzchen aneinanderreiben müssen, um das Feuer zu entzünden.

In einem früheren Kapitel habe ich vorgeschlagen, einen

festen Zeitpunkt für Sex festzulegen, wenn es zwei Partnern schwerfällt, Zeit für ihre Liebe zu finden. Viele Menschen erwarten, dass die Romantik nur so aus ihrem Partner heraussprudelt, sobald er sie sieht, das ist mir schon klar. Tatsache ist jedoch, dass die Anforderungen des Alltags uns so viel Energie abverlangen, dass spontane Romantik nur schwer zu erreichen ist.

Statt also ewig darauf zu warten, dass endlich die Gondel zum Tunnel der Liebe vor Ihnen hält, sollten Sie die Sache lieber selbst in die Hand nehmen und mehr Romantik in Ihr Leben bringen. Machen Sie es sich also beispielsweise zur Gewohnheit, einander möglichst oft zu berühren. Wenn Sie beide auf dem Sofa sitzen, während der eine die Zeitung liest und der andere ein Buch, kuscheln Sie sich dabei einfach eng aneinander oder teilen Sie sich ein Fußteil, sodass sich wenigstens Ihre Füße berühren. Ich weiß, dass jeder von Ihnen in dem Moment ganz in seine Lektüre vertieft ist, aber das schließt nicht aus, dass Sie gleichzeitig den Kontakt zu Ihrem Partner suchen und ihn berühren. Nutzen Sie jede sich bietende Gelegenheit, um als Paar zu agieren.

Noch mehr Romantik

Hier ein paar weitere Anregungen für den Alltag:

- Beim Zähneputzen abends könnten Sie Ihre Schulter zärtlich an der Ihres Partners reiben. (Ebenso morgens, falls das zeitlich geht.) Und verabschieden Sie sich nicht nur mit einem flüchtigen Küsschen, sondern nehmen Sie sich wenigstens eine halbe Minute Zeit für eine innige Umarmung.

- Führen Sie ein abendliches Ritual ein: Treffen Sie sich zum Beispiel regelmäßig um eine bestimmte Zeit zu einer gemeinsamen Tasse Tee. Wenn dieses Ritual zu einem festen Bestandteil Ihres Tagesablaufs wird, lassen Sie es nicht so leicht ausfallen. Und wenn einer von Ihnen dienstags um diese Zeit immer seine Lieblingssendung schauen möchte, der andere am Mittwoch, bereitet einer von Ihnen jeweils den Tee für Sie beide zu und Sie trinken ihn gemeinsam, während Sie die jeweilige Sendung eine Weile zusammen anschauen.

- Sie können sogar ganz banale Dinge romantisch gestalten, beispielsweise indem Sie die Spülmaschine gemeinsam ein- oder ausräumen und dafür sorgen, dass Sie öfter »ganz zufällig« zusammenstoßen. Mit etwas gutem Willen fallen Ihnen noch andere Möglichkeiten ein, wie Sie Haushaltspflichten erledigen und gleichzeitig das Feuer schüren können.

- Auch wenn Sie nicht zusammen sind, können Sie für Romantik sorgen. Angenommen, das Gemüsefach im Kühlschrank müsste dringend gereinigt werden und Sie wissen, dass Ihr Partner momentan nicht dazu kommt, aber alles immer gern schön ordentlich hat. Nehmen Sie sich zehn Minuten Zeit, reinigen Sie das Fach gründlich, zeichnen Sie ein Herz auf ein Post-it und heften Sie es an das blitzsaubere Gemüsefach. Glauben Sie mir – Ihr Partner wird Ihren Einsatz als liebevolle und romantische Geste zu schätzen wissen.

Geschenke

Menschen, die für Blumen, Karten, Schmuck und vor allem für Diamanten werben, verstehen es ausgezeichnet, ihre Kunden davon zu überzeugen, dass all diese Dinge romantisch sind. Jeder freut sich natürlich, wenn er ein Geschenk bekommt. Aber ob dieses Geschenk eine romantische Geste ist, hängt ganz von den Umständen ab.

Worauf es bei einem romantischen Geschenk eigent-

lich ankommt – und das trifft im Grunde auf jedes Geschenk zu –, ist zu zeigen, dass Sie an die Person denken,
die Sie beschenken, und dass sie oder er Ihnen wichtig ist.
Nehmen wir an, ein Mann hat seiner Frau weder etwas
zum Geburtstag noch zum Hochzeitstag geschenkt, weil
er es einfach vergessen hat. Nun steht »plötzlich« Weih-
nachten vor der Tür und er kauft ihr einen Diamanten,
sozusagen als Entschädigung dafür, dass er sie während
des gesamten Jahres vernachlässigt hat. Wird diese Frau
den Diamanten als romantische Geste betrachten oder als
Ausdruck eines Schuldgefühls, als Zeichen, das sie immer
wieder daran erinnert, wie verletzt sie sich fühlte, weil er
all die anderen wichtigen Tage vergessen hatte?

Viele Menschen müssen mit einem bestimmten Budget
auskommen. Wie teuer ein Geschenk war, spielt jedoch
keine Rolle. Im Gegenteil: Wenn Sie Ihr Budget überschreiten, kann die Sorge angesichts dieser finanziellen Belastung den romantischen Effekt zunichte machen. Wie
romantisch ein Geschenk ist, hängt nicht vom Preis ab,
sondern davon, mit welchen Gedanken Sie es ausgesucht
haben. Solange Sie also nicht einfach auf dem Heimweg
ins nächstbeste Blumengeschäft oder in den nächsten Zi-
garrenladen hasten, sondern sich wirklich Gedanken machen, worüber Ihr Partner sich freuen würde, ist jedes
Geschenk, das Sie für ihn aussuchen, ein *romantisches* Geschenk (vorausgesetzt, Sie schenken Ihrem Partner keine
Geräte, die er mit Arbeit assoziiert anstatt mit Liebe).

Und vergessen Sie nicht den folgenden Aspekt: Wenn Sie Ihrer Traumfrau etwas schenken möchten, beispielsweise einen Blumenstrauß, sollten Sie ihr das Geschenk *vor* Ihrem Treffen zuschicken – damit erzielen Sie einen weitaus größeren Effekt. Da Frauen länger brauchen, bis sie erregt sind, bringt ein Blumenstrauß am Morgen ihr Blut sehr viel stärker in Wallung, als wenn sie ihn erst abends persönlich überreichen.

Wenn Romantik zur Routine wird

Sie haben sicher schon erlebt, dass manche Menschen ihr »Danke schön« in einem monotonen Tonfall herunterleiern, andere dagegen dieselben Worte deutlich und mit offenem Lächeln aussprechen. Sicher, auch die erste Verhaltensweise ist höflich. Aber man spürt, dass dieser Mensch nicht wirklich meint, was er sagt – und das mindert den Wert seiner Aussage.

Derselbe Effekt tritt bei romantischen Gesten auf, die nur routinemäßig ausgeführt werden. Ihr Partner spürt, ob Ihre Geste von Herzen kommt. Falls nicht, kann sie sich sogar eher schädigend auf Ihre Beziehung auswirken.

Wenn Sie also »Ich liebe dich« sagen, sollten Sie für diese paar Sekunden wirklich all Ihre Gefühle in diese Worte legen, selbst wenn Sie noch so beschäftigt sind. Ihr Partner ist für Sie der wichtigste Mensch auf der Welt –

sollte er Ihnen da nicht diese besondere Anstrengung wert sein? Ich gebe zu, dass man manchmal so tief in einer Sache versinken kann, dass man den Fokus nicht auf etwas anderes richten und dadurch seine Konzentration stören möchte. Das kann vorkommen; doch wenn es regelmäßig der Fall ist, sobald Sie etwas Romantisches sagen, vermitteln Sie Ihrem Partner genau die entgegengesetzte Botschaft.

Dasselbe gilt für andere romantische Gesten. Ein Abendessen in einem Restaurant kann romantisch sein – aber nur, wenn Sie beide sich aufeinander konzentrieren und nicht das Essen im Mittelpunkt steht. Auch Blumen sind etwas Wunderbares; aber nicht, wenn es immer nur Rosen sind. Lassen Sie Ihre Fantasie spielen! Das gilt für jeden Aspekt Ihrer Beziehung, wenn Sie wirklich eine romantische Atmosphäre schaffen wollen.

Geheimnis Nr. 7
Guter Sex hat ein Nachspiel

In diesem Kapitel möchte ich genauer auf das Nachspiel eingehen, weil das ein Begriff ist – vor allem aber eine Aktivität –, dem viel zu wenig Aufmerksamkeit gewidmet wird. Ich glaube sogar, dass die meisten Menschen überhaupt noch nichts davon gehört haben, obwohl jede Frau sofort verstehen wird, was ich meine, wenn sie diese Zeilen liest.

Männer und Frauen reagieren unterschiedlich auf sexuelle Reize und Sex an sich, das ist Ihnen sicher bekannt. Männer sind schneller erregt, die Erregung ebbt nach dem Orgasmus jedoch auch schnell wieder ab. (Bei jungen Männern trifft das nicht immer zu: Einige können durchaus einen Orgasmus haben und trotzdem die Erektion aufrechterhalten, oder schon kurz darauf wieder eine Erektion haben und den Sexualakt fortsetzen. Aber diese sexuelle Energie hält nicht ewig.) Frauen brauchen im Allgemeinen länger, bis sie erregt sind, und nachdem sie ihren Orgasmus hatten, dauert es auch länger, bis die Erregung wieder nachlässt. Um Ihnen diesen Sachverhalt bildlich

zu verdeutlichen: Stellen Sie sich vor, dass die Erregungs-
kurve beim Mann sehr steil verläuft und ein enges, um-
gekehrtes V bildet, während der Verlauf bei der Frau sehr
viel gradueller ist, sowohl in aufsteigender als auch in ab-
steigender Richtung, und damit der klassischen Glockenkurve entspricht.

Wenn ein Mann sich nach dem Orgasmus also einfach
umdreht und einschläft, lässt er damit seine Partnerin im
Stich. Zu diesem Zeitpunkt sehnt sie sich nämlich sehr
danach, gestreichelt und zärtlich in den Arm genommen
zu werden. Stattdessen gibt ihr Partner, dessen Bedürfnisse befriedigt sind, keinen Mucks mehr von sich und
lässt sie mit ihrer unerfüllten Sehnsucht nach Zärtlich-
keit allein. Die Befriedigung dieser Bedürfnisse bezeichnet
man als Nachspiel.

Der krönende Abschluss

Die meisten Männer haben inzwischen gelernt, wie sie
ihre Partnerinnen durch ein entsprechendes Vorspiel in
Erregung versetzen können, weil sie begriffen haben,
dass ihre Frau umso mehr zum Sex bereit ist, je besser sie
sich darauf verstehen, ihre Partnerin sexuell zu befriedigen. Selbst diejenigen unter ihnen, die den gesamten Sexualakt am liebsten innerhalb weniger Minuten »erledi-

gen« würden, wissen mittlerweile zum größten Teil, dass sie den Prozess etwas in die Länge ziehen müssen, damit ihre Partnerin auch auf ihre Kosten kommt. Sie akzeptieren, dass sie ihre eigene sexuelle Befriedigung etwas aufschieben müssen, um ihre Partnerin dabei zu unterstützen, die Glockenkurve hinaufzuklettern und ihre Erregung bis zum Orgasmus zu steigern. Es gehört zu den Erfolgsgeschichten des Medienzeitalters, dass Sex nach dem Motto »Rein, raus – das war's« mittlerweile der Vergangenheit angehört.

Das gilt allerdings nicht für das Nachspiel. Sehr viele Männer wissen über diese Phase, die durchaus sehr kurz sein kann, rein gar nichts. Und sehr viele Frauen sehnen sich nach einem Nachspiel, ohne zu ahnen, dass das ganz natürlich ist. Deshalb fordern sie ihre Partner auch nicht auf, sich in puncto Nachspiel doch bitte zu einem ebenso wundervollen Liebhaber zu entwickeln, wie dies – hoffentlich – bereits beim Vorspiel der Fall ist.

Kevin und Rachel

Rachel hielt Kevin für einen sehr guten Liebhaber. Er wusste genau, was er tun musste, um sie in Erregung zu versetzen; und erst, wenn sie kurz vor dem Orgasmus war, drang er in sie ein, sodass sie fast immer sexuelle Befriedigung fand. Manchmal schafften sie es sogar, gleichzeitig zum Höhepunkt zu kommen. Sobald Kevin jedoch seinen Orgasmus gehabt hatte – ob sie nun abends Sex hatten oder am

Wochenende im Lauf des Nachmittags –, rollte er sich zusammen und schlief ein. Ein paar Mal beklagte sich Rachel bei Kevin darüber, aber er gab immer nur zur Antwort, er könne nichts dagegen tun.

Rachel entwickelte schließlich regelrechte Verlassenheitsgefühle; und um diese Gefühle zu vermeiden, ließ sie sich immer seltener auf Sex ein. Sie entschied sich nicht bewusst dafür, Kevin wegen des fehlenden Nachspiels abzuweisen. Ihre negative Reaktion auf Sex war mehr ein instinktives Verhalten. Kevin wiederum wurde ärgerlich, als er immer häufiger auf Ablehnung stieß, und die Distanz zwischen den beiden wuchs. In dieser Phase kamen sie in meine Sprechstunde, und ich konnte ihnen erklären, woran ihr Liebesleben gerade scheiterte und was zu tun war.

Die Geschichte von Kevin und Rachel mag Ihnen extrem erscheinen – wenn Sie sich eine Beziehung jedoch wie eine Strickjacke vorstellen und bedenken, dass das ganze Kleidungsstück aufribbeln kann, wenn sich nur *ein* Fädchen löst, ist sie doch plausibel. Insbesondere, wenn dieses »lockere Fädchen« das Sexualleben eines Paares betrifft. Ich sagte Ihnen ja bereits, dass Sex der Kitt ist, der eine Beziehung zusammenhält. Wenn das Sexualleben Schaden erleidet, kann daran die ganze Partnerschaft scheitern.

Ein Quickie

Sie müssen unbedingt wissen, dass das Nachspiel keineswegs so lang sein muss wie das Vorspiel. Ein paar Minuten können schon reichen. Und wenn ein Mann behauptet, er sei zu müde, um seiner Frau noch diese paar Minuten Aufmerksamkeit zu schenken, dann ist das einfach absurd. Betrachten Sie das Nachspiel einfach als Quickie für Ihre Partnerin.

Manche Männer verhalten sich so abweisend, weil sie sich bereits über das Vorspiel ärgern. Sie sagen sich: »Ich habe schon die erforderliche Zeit für das Vorspiel investiert, damit sie auf ihre Kosten kommt, jetzt kann sie mir auch den Gefallen tun und mich schlafen lassen.« Keine sehr liebevolle Einstellung, oder? Wenn das Liebesspiel insgesamt weniger als 30 Minuten gedauert hat, dann dürfte es wohl auf die paar Minuten mehr oder weniger auch nicht ankommen! Eigentlich eine Kleinigkeit, aber viele Männer sehen das offenbar anders.

Ein Mann schrieb mir einmal, Sex sei die einzige Möglichkeit für ihn, überhaupt einschlafen zu können. Aber er müsse unmittelbar danach schlafen, sonst läge er die halbe Nacht wach. Das lasse ich als Entschuldigung ja noch gelten – aber ansonsten gibt es für Sie, meine Herren, kein Pardon! Zwingen kann ich Sie natürlich nicht, aber vielleicht kann ich Sie mit einigen logischen Argumenten überzeugen.

Nach dem Spiel ist vor dem Spiel

Sie wissen doch inzwischen, welche Vorteile das Vorspiel bringt. Und wenn ich Ihnen jetzt sage, dass das Nachspiel eigentlich ein Teil des Vorspiels ist? Das bedeutet nicht, dass Sie sich sofort danach wieder lieben müssen. Ich sage nur, dass die Vorteile des Nachspiels, also die seelischen Auswirkungen auf die Frau, sich auf das nächste Mal übertragen, wenn Sie Sex haben. Wenn Ihre Partnerin das Liebesspiel mit Ihnen von Anfang bis Ende als rundum befriedigende sexuelle Erfahrung erlebt, können Sie sicher nachvollziehen, dass Sie diese Erfahrung sehr gern wiederholen möchte. Wenn aber ein schlechter Nachgeschmack zurückbleibt, weil diese Erfahrung am Ende nicht ihre Erwartungen erfüllt hat, so überträgt sich diese Erinnerung auf das nächste Mal, oder besser gesagt: das *potenzielle* nächste Mal. Dabei dürfen Sie nicht vergessen, dass es sich dabei nicht um eine bewusste Entscheidung handelt. Sie überlegt nicht: »Ich bin ärgerlich, weil es beim letzten Mal überhaupt kein Nachspiel gab, deshalb ist jetzt erst mal Schluss mit Sex.« Ihre Reaktion wird einfach sein: »Sex ist gar nicht so toll, deshalb habe ich keine Lust.«

Ich möchte Ihnen diesen Effekt durch ein Beispiel veranschaulichen. Sagen wir, Sie gehen in ein Restaurant und speisen dort ganz vorzüglich. Aber dann ist der Ober plötzlich verschwunden, und Sie müssen geschlagene 20 Minuten warten, ehe Sie Ihre Rechnung erhalten und zahlen können. Wenn Sie das nächste Mal ausgehen möchten und an dieses Restaurant denken, wird Ihnen nicht zuerst das ausgezeichnete Essen einfallen, das Sie dort genossen haben, sondern Ihr Ärger wegen der langen Wartezeit. Und deswegen werden Sie sich wahrscheinlich für ein anderes Lokal entscheiden.

So ähnlich geht es Ihrer Partnerin, wenn sie an das letzte Mal denkt, als sie mit Ihnen Sex hatte. Der fantastische Orgasmus wird nicht im Vordergrund stehen, sondern die Erinnerung an die Enttäuschung, die sie empfunden hat, als Sie sie gerade in dem Moment einfach allein gelassen haben, als Sie sie dringend brauchte. Wenn Sie dagegen in dieser Phase Ihre Sache gut machen, sie ein paar Minuten zärtlich in Ihren Armen halten, liebkosen und ihr sagen, wie sehr Sie sie lieben, wird sie sich an dieses intensive Gefühl der Wärme und Geborgenheit erinnern. Und das wird wieder geweckt, sobald das Thema Sex das nächste Mal ansteht.

Es ist also tatsächlich so: Wenn Sie auch nach dem Sex, also während des Nachspiels, noch ein guter Liebhaber sind, wird das beim nächsten Mal schon der Beginn des Vorspiels sein, selbst wenn einige Tage oder sogar eine ganze Woche dazwischen liegen. Sobald Sie Ihre ersten Annäherungsversuche unternehmen, wird Ihre Partnerin an das letzte Mal denken und sich an all die positiven Gefühle erinnern. Sie wird daher schneller in Erregung geraten. Für alle Erbsenzähler unter meinen männlichen Lesern also noch einmal zum Mitschreiben: Die Zeit, die Sie für das Nachspiel aufwenden, sparen Sie beim nächsten Vorspiel mehr als wieder ein, weil Ihre Partnerin viel schneller erregt ist. Und was noch wichtiger ist: Es wird wahrscheinlich sehr viel schneller zum »nächsten Mal« kommen…

Ihre Partnerin kann Ihre letzte sexuelle Begegnung durchaus als vollkommen befriedigend erlebt haben, auch wenn Sie Ihrer Meinung nach nicht gerade eine Glanzleistung abgeliefert haben – vorausgesetzt, Sie haben Ihre Sache beim Nachspiel gut gemacht. Das sollten Sie nie vergessen! Dieser letzte Eindruck zählt nämlich, wenn Sie das nächste Mal wieder das Thema *Sex* ansprechen. Hervorragende Leistungen beim Nachspiel können eine Zwei plus für den Liebesakt durchaus auf eine glatte Eins für die Gesamtleistung heben!

So wird das Nachspiel zum Genuss

Da die meisten Männer sich bisher um das Nachspiel keine Gedanken gemacht haben, wird mancher Leser sich jetzt vielleicht fragen, was er denn machen soll. Die Sache ist ganz einfach und schnell erklärt:

Was Männer in ihren Dickschädel kriegen müssen, ups, ich meine natürlich, wissen sollten, ist Folgendes: Die Erregung hält bei Frauen auch nach dem Orgasmus noch an. Sie haben keinen Penis, der schnell schlaff wird. Der gesamte Vaginalbereich ist stark durchblutet und angeschwollen; es dauert eine Weile, bis das Blut sich wieder verteilt. Eigentlich kommt es gar nicht so sehr darauf an, was ein Mann in dieser Phase tut. Wichtig ist vor allem, dass er *da ist*, während die Erregung seiner Partnerin allmählich abebbt. Und mit *da sein* meine ich nicht, dass er neben ihr einschläft. Er muss schon wach sein und ihr das auch zeigen, indem er sie zärtlich küsst, ein bisschen streichelt, liebevoll in seinen Armen hält und ihr »Ich liebe dich« ins Ohr flüstert. Es gibt da keine Zauberformel. Eine Frau muss in dieser Phase einfach mit ihrem Liebhaber zusammen sein.

Übrigens habe ich Männern vorgeworfen, dass sie nach dem Sex einfach einschlafen, weil das so häufig vorkommt. Wenn ein Mann aufsteht und den Raum verlässt, ist das natürlich auch nicht besser; es kann sogar noch schlimmer sein, wenn er nicht zurückkommt. Auch nach der Fernbedienung zu greifen und den Fernseher einzuschalten ist keine gute Idee.

Schlechtes Timing für den Gang ins Bad

Manche Frauen haben sich den Verlust des Nachspiels allerdings auch selbst zuzuschreiben. Sie stehen nämlich gleich nach dem Samenerguss ihres Partners auf und gehen ins Bad, um sich zu waschen. Sie sind so besorgt, dass Samenflüssigkeit aus ihrer Vagina tropfen und das Laken beschmutzen könnte, dass sie zugunsten der Sauberkeit auf das Nachspiel verzichten.

Auch wenn das den Männern in diesem Moment egal ist, werden langfristig beide Partner darunter leiden, wenn *sie* gleich nach dem Liebesakt ins Bad stürzt. Selbst wenn ihr Bedürfnis nach Sauberkeit größer ist als das nach einem Nachspiel, ist das Bedürfnis nach Letzterem trotz allem doch da. Wenn sie dem Ruf des Bidets nachgibt – oder der Dusche, je nachdem, welche Reinigungsmethode sie bevorzugt –, wird die Erinnerung an das Liebesspiel in ihr nicht das wohlige Gefühl von Wärme und Geborgenheit wecken, wie es das eigentlich sollte. Sie wird vielmehr an die »versauten Laken« denken, und das wird ihre sexuelle Erregung beim nächsten Mal nicht gerade steigern.

Jede Frau, die diesen Reinigungsdrang verspürt, sollte sich einfach entsprechend vorbereiten. Sie könnte ein Handtuch griffbereit legen und unterschieben, während sie mit ihrem Partner Sex hat oder auch danach. Auch Papiertaschentücher sind hilfreich, um unerwünschte Körperflüssigkeit vom Laken zu wischen. Auf diese Weise braucht eine Frau sich keine Sorgen darüber zu machen, dass irgendetwas aus ihrer Vagina tropfen und das Bett verschmutzen könnte, sondern kann liegen bleiben und die wohlige Wärme des Nachspiels genießen.

Ein Herr äußerte mir gegenüber einmal die Vermutung, der Grund für das fehlende Nachspiel sei, dass immer mehr Leute das Rauchen aufgeben. Es gab Zeiten, da gehörte die Zigarette »danach« einfach dazu: Beide Partner hüllten sich eng aneinander geschmiegt in Zigarettenqualm. Das mag schon sein, sollte aber nicht als Entschuldigung dafür herhalten, dass diese schlechte Angewohnheit wieder aufgenommen wird. Vielmehr sollten Paare die veränderte Situation bewusst zur Kenntnis nehmen und nach Alternativen für die Zigarette suchen. Beispielsweise könnten Sie sich ein bestimmtes Getränk – ob das nun Wasser oder auch ein Gläschen Wein ist, bleibt Ihnen überlassen – bereitstellen, das Sie gern mögen. Oder Sie stellen einen Teller mit Trauben in Reichweite und verwöhnen sich nach dem Liebesakt gegenseitig damit. Oder Sie cremen einander ein. Sie könnten sich auch gegenseitig mit feuchten Tüchern oder einem Waschlappen reinigen. Es gibt unendlich viele Möglichkeiten. Brauchen Sie jedoch eine bestimmte Routine, um das Nachspiel in Ihr Liebesleben einzubauen, überlegen Sie bitte gemeinsam, was infrage kommt.

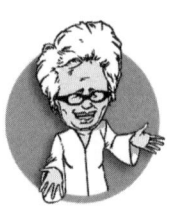

Vergessen Sie nicht, nach dem Orgasmus noch ein paar Minuten bewusst gemeinsam zu verbringen.

Das Nachspiel ist wichtig. Trotzdem wird es auch Zeiten geben, wo es einmal wegfällt. Genauso, wie es generell besser ist, sich Zeit für den Liebesakt zu nehmen, und dennoch gelegentlich vorkommt, dass es nur für einen »Quickie« reicht, wird manchmal keine Zeit für ein Nachspiel sein. Das ist nicht weiter schlimm, solange Ihnen beiden bewusst ist, dass es sich dabei um eine Ausnahme handelt und nicht die Regel.

Geheimnis Nr. 8
Kommunikation ist das A und O

Ich habe Ihnen ein paar Geheimnisse verraten, wie Sie Ihr Liebesleben verbessern können. Aber allein aufgrund dieses Wissens und durch das Befolgen der entsprechenden Tipps werden Sie noch keine Fortschritte in Ihrem Sexualleben erzielen, solange Sie nicht richtig miteinander kommunizieren. Die meisten dieser Geheimtipps funktionieren nur, wenn Sie beide einander Ihre Gedanken und Gefühle mitteilen – wenigstens bis zu einem gewissen Grade. Paare müssen nicht ständig zusammenhängen, damit diese Tipps funktionieren; aber es reicht auch nicht aus, sich nur zum Sex zu treffen. Sie müssen sich schon regelmäßig zusammensetzen und Ihre Gedanken und Gefühle austauschen. Außerdem sind diese Geheimtipps eher Richtlinien als feste Regeln. Sie beide müssen sich überlegen, wie Sie sie am besten in Ihr persönliches Leben als Paar einbauen. Und wie gesagt: Das können Sie nicht, wenn jeder von Ihnen in seiner eigenen Parallelwelt lebt. Sie müssen miteinander sprechen und einander zuhören, damit diese Geheimtipps ihre Wirkung entfalten können.

In diesem Kapitel möchte ich Ihnen dazu ein paar Hilfen an die Hand geben.

Bemühen Sie sich, mit Ihrem Partner in Verbindung zu bleiben, indem Sie richtig kommunizieren.

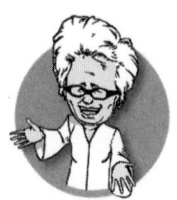

Gedanken und Körper enthüllen

Wenn man sich einmal in Ruhe überlegt, wie schwer es doch vielen Menschen fällt, mit ihrem Partner über ihre sexuellen Bedürfnisse zu reden, kann man eigentlich nur verwundert den Kopf schütteln: Wie ist es möglich, dass zwei Menschen sämtliche Kleidungsstücke voreinander ablegen, sich ihrem Partner vollkommen nackt präsentieren und Sex miteinander haben können, dann aber nicht in der Lage sind, miteinander über das zu sprechen, was sie soeben getan haben? Ich weiß nicht genug über die Funktionsweise unseres Gehirns, um hierzu eine endgültige Feststellung abgeben zu können – aber es sieht fast so aus, als seien wir zumindest in puncto Sex in zwei Persönlichkeiten gespalten: Auf der physischen Ebene können wir eine sehr intime Bindung mit unserem Partner eingehen; sollen wir diese Gefühle jedoch in Worte fassen, stehen

wir einander wie Fremde gegenüber. Bei der Zusammen-
stellung einer Einkaufsliste können die meisten Menschen
einfach sagen, was sie brauchen. Geht es jedoch darum,
welche sexuellen Handlungen auf der Schlafzimmerliste
stehen sollen, bringen wir plötzlich kein Wort mehr über
die Lippen. Vielleicht stammt dieses Verhalten noch aus
der Zeit, als Sex lediglich der Arterhaltung diente und unsere sprachlichen Fähigkeiten noch nicht so weitentwi-
ckelt waren. Damals war Sex einfach ein Trieb, den man
befriedigen, über den man aber nicht reden musste. Inzwischen haben wir die Art und Weise, wie wir Sex haben,
weiterentwickelt; unsere Fähigkeiten, darüber zu kommunizieren, hinken dieser Entwicklung offenbar jedoch noch
weit hinterher...

Diese Gegensätzlichkeit zwischen Handeln und Sprechen hängt unter anderem damit zusammen, dass unsere
sexuellen Gefühle uns sehr viel persönlicher betreffen als
andere Aspekte unseres Lebens, etwa der Einkauf von
Nahrungsmitteln. Angenommen, ein Mann möchte Analsex mit in das sexuelle Repertoire aufnehmen: Er wüsste
instinktiv, dass diese Frage bei weitem nicht mit dem Vorschlag zu vergleichen ist, doch noch eine Sechserpackung
Bier in den Einkaufswagen zu stellen. Ihm wäre sofort
klar, dass mit dieser Frage ein Risiko verbunden ist, und
dass er, indem er das Thema Analsex anschneidet, nicht
nur Gefahr läuft, dass sein Vorschlag abgewiesen wird,
sondern auch mit der Empörung seiner Partnerin darüber

rechnen muss, dass er überhaupt auf so eine Idee gekommen ist. Das potenzielle Risiko, als Person zurückgewiesen zu werden, erhöht eindeutig die Gefahr, der man sich aussetzt. Vielleicht sogar so sehr, dass man das Thema überhaupt vermeidet.

Schweigen kann lebensbedrohlich sein

Meine Behauptung, dass wir Gesprächen über bestimmte Themen möglichst aus dem Weg gehen, wenn ein hohes Risiko besteht, zurückgewiesen zu werden, wird dadurch bestätigt, dass wir diese Vermeidungsstrategie sogar anwenden, wenn unser Schweigen lebensbedrohliche Folgen haben kann. Leider sprechen selbst Menschen, die mit einer sexuell übertragbaren Krankheit wie beispielsweise Aids infiziert sind, aus Angst vor Zurückweisung mit potenziellen Sexualpartnern nicht darüber. Und viele gesunde Menschen reden sich trotz der Ansteckungsgefahr lieber ein, ihr potenzieller Partner sei nicht infiziert, als diese Person zu bitten, sich testen zu lassen. Deshalb sind diese Krankheiten ja mittlerweile so weit verbreitet. Viele Menschen wissen einfach nicht, wie sie darüber reden sollen – dabei können sie problemlos über andere Beschwerden so ausführlich sprechen, dass es nicht zum Aushalten ist!

Zum Glück ist es inzwischen gang und gäbe, Kondome zu benutzen. Zwei Menschen, die zum ersten Mal Sex miteinander haben, müssen also gar nicht mehr über die Verwendung von Kondomen reden: Beide gehen stattdessen selbstverständlich davon aus, dass es mit zum Programm gehört. Könnten sie allerdings über die Verwendung eines Kondoms reden, wäre damit natürlich auch der Weg frei für Gespräche über andere sexuelle Bedürfnisse. Doch wir sprechen hier ja nicht von Menschen, die zum ersten Mal Sex miteinander haben, sondern von *Ihren* Kommunikationsproblemen in einer festen Partnerschaft.

Ihre Botschaft vermitteln – gewusst wie

Ein typisches Beispiel dafür, wie Kommunikation fehlschlagen kann, lesen Sie im folgenden Beispiel.

Bonnie und Henry

Bonnie und Henry waren seit zwei Jahren verheiratet. Ihr Sexualleben, das anfangs sehr leidenschaftlich gewesen war, begann abzuflauen: Sie schliefen immer seltener miteinander und meistens nach Schema F. Eines Tages beschloss Henry, etwas dagegen zu unternehmen. Er ging in einen Laden, der Pornofilme auf DVD verkaufte, und entschied sich für den Klassiker Deep Throat. Henry kannte nicht viele Pornofilme, aber diesen hatte er einmal auf der Party einer Studentenverbindung gesehen. Er fand ihn eher lustig als erregend und dachte, Bonnie und er könnten sich den Film gemeinsam anschauen, sich darüber amüsieren und gleichzeitig ein paar Anregungen für ihr Liebesleben bekommen. Am Abend schaltete er einfach die DVD ein und forderte Bonnie auf, sich dazuzusetzen. Doch als Bonnie sah, was sich auf dem Bildschirm abspielte, rannte sie aus dem Zimmer und schloss sich im Schlafzimmer ein.

Hätte Henry Bonnie vorher gefragt und ihr erklärt, warum er gerade diesen Film ausgesucht hatte, wäre sie vielleicht bereit gewesen, sich die DVD mit ihm anzusehen. So fühlte sie sich jedoch vollkommen überrumpelt und vermutete, er wollte sie zu dieser Sexualpraktik überreden. Oraler Sex war für sie an sich kein Problem; aber die Vorstellung, seinen Penis komplett in den Mund zu nehmen, war ihr zuwider. Ihre Empörung war also einfach einem Missverständnis geschuldet: Henry hatte nicht nur den falschen Film ausgesucht, sondern die Situation auch noch dadurch verschlimmert, dass er vorher nicht mit seiner Frau über die Sache gesprochen hatte. Es dauerte über eine Woche, ehe die beiden wieder miteinander schliefen; und über einen Monat, bis Bonnie überhaupt wieder zu irgendeiner Art oralem Sex bereit war.

Verständigung kann in vielerlei Hinsicht misslingen. Gute Kommunikation heißt nicht: Einfach alles sagen, was einem in den Sinn kommt. Es kommt darauf an, so miteinander zu sprechen, dass beide Standpunkte gehört und verstanden werden. Wenn Sie zu schroff und heftig reden oder agieren, erzielen Sie damit genau das Gegenteil von dem, was Sie beabsichtigen.

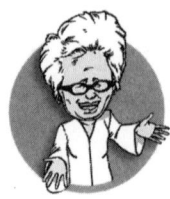

Wenn Sie über Ihr Sexualleben sprechen, sollten Sie sich genau überlegen, welche Botschaften Sie vermitteln wollen.

Nehmen Sie sich Zeit

Wenn Sie über sensible Themen sprechen – und Sie werden mir zustimmen, dass Sex in diese Kategorie fällt –, ist jedes Wort von besonderer Bedeutung. Deshalb sollten Sie unbedingt über das nachdenken, was Ihr Partner gerade gesagt hat, ehe Sie darauf reagieren. Bringt er etwas aufs Tapet, das Ihr Liebesleben betrifft, haben Sie vielleicht das Gefühl, Sie müssten sofort etwas dazu sagen. Aber das steht erstens nirgendwo geschrieben, und zweitens ist es in vielen Fällen sogar kontraproduktiv. Sie sollten zuerst nachdenken und dann reden. Sie haben bestimmt noch Gelegenheit, miteinander zu sprechen. Schneidet Ihr Partner also überraschend ein bestimmtes Thema an, müssen Sie nicht sofort antworten. Sagen Sie lieber, Sie bräuchten etwas Zeit, um darüber nachzudenken – und tun Sie das dann auch. Wenn Sie einfach sagen, was Ihnen spontan dazu einfällt, sagen Sie vielleicht das Falsche. Seien Sie also ruhig ein bisschen vorsichtig. Sie müssen sicher ein bisschen verhandeln, um eine für beide Seiten akzeptable Lösung zu finden. Antworten Sie daher nicht voreilig auf eine Frage, bei der Sie ein ungutes Gefühl haben, sondern nehmen Sie sich die Zeit, gründlich darüber nachzudenken.

Erst einmal zuhören

Kommunikation ist keine Einbahnstraße, sondern ein wechselseitiger Austausch von Informationen. Das gilt vor allem in einer Partnerschaft. Und mit »Informationen« sind nicht nur die Worte gemeint. Der Ton, in dem Sie sprechen, kann genauso wichtig sein, ebenso die Körpersprache – sowohl die des Sprechers als auch die des Zuhörers. Und ob beide Partner gleichermaßen an der Unterhaltung beteiligt sind oder einer von beiden praktisch das Gespräch allein bestreitet, spielt gleichfalls eine wichtige Rolle.

Wenn Sie ein wichtiges Thema zur Sprache bringen möchten, ist es von entscheidender Bedeutung, vorher auszuloten, wie Ihr Partner zu diesem Thema steht. Sie könnten sonst ungewollt ein Pulverfass öffnen. Wenn Sie darüber sprechen möchten, ein paar Änderungen in Ihrem

Sexualleben einzuführen, sollten Sie sich zuvor vergewissern, ob Ihr Partner in der richtigen Stimmung ist, um solche Vorschläge aufnehmen zu können. Ist er gerade völlig erschöpft, abgelenkt, ärgerlich, deprimiert oder nervös, ist sicher nicht der richtige Zeitpunkt, um ein Thema anzusprechen, das die negativen Gefühle, mit denen Ihr Partner gerade zu kämpfen hat, wahrscheinlich noch verstärken wird. Und die einzige Möglichkeit herauszufinden, wie es um den emotionalen Zustand Ihres Partners gerade bestellt ist, besteht darin, das Gespräch mit einer einfachen Bemerkung zu beginnen und sich die Antwort sehr aufmerksam anzuhören.

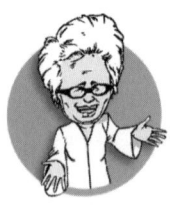

Lernen Sie, die Stimmung Ihres Partners richtig einzuschätzen.

Falls Sie an der Reaktion Ihres Partners nicht ablesen können, wie er oder sie sich fühlt, sollten Sie sich etwas intensiver mit dem Thema »Menschliches Verhalten« befassen: Es gibt verschiedene Hinweise, die auf die Gefühlslage eines Menschen schließen lassen; daher dürfte es nicht so schwer sein, den emotionalen Status Ihres Partners zu ermitteln. Und natürlich kann man sich immer auch für den direkten Weg entscheiden, also einfach fragen »Wie fühlst du dich?«, und dann aufmerksam zuhören. Sollten Sie den Eindruck haben, dass Ihr Partner gerade nicht so empfänglich für das Thema ist, über das Sie eigentlich mit ihm sprechen wollten, verschieben Sie das Gespräch lieber auf einen anderen Zeitpunkt. Angenommen, es handelt sich um ein Problem, das Sie schon eine ganze Weile mit sich herumschleppen, dann kommt es auf ein paar Tage oder Wochen mehr oder weniger schließlich auch nicht mehr an.

Mary Jane und Jay

Mary Jane las zum x-ten Mal in einer Frauenzeitschrift, dass jede Frau das Recht auf einen Orgasmus hat. Sie täuschte seit Jahren ihren Orgasmus nur vor, und als sie die Zeitschrift aus der Hand legte, stand ihr Entschluss fest: »Jetzt ist der Zeitpunkt gekommen, es Jay zu sagen.« Jay war gerade in der Küche. Er lag mit dem Kopf unter dem Spülbecken und war dabei, einen neuen Wasserfilter zu installieren, den sie gekauft hatten. Als Mary Jane ihren Mann in dieser Lage sah, schöpfte sie Mut. Da sie sein Gesicht nicht sehen konnte, würde es ihr leichter fallen, ihm zu erzählen, dass sie während der gesamten zehn Ehejahre ihre Orgasmen immer nur vorgetäuscht hatte. Zuerst fragte sie ihn, wie er vorankäme. »Bestens«, war die Antwort. Aber er stöhnte dabei vor Anstrengung, weil er gerade versuchte, zwei Rohre auseinanderzuschrauben, die seit 30 Jahren zusammensteckten. Die ächzenden Laute waren eigentlich ein unmissverständlicher Hinweis darauf, dass Jay durchaus nicht so gut aufgelegt war, wie er dies mit seinem »Bestens« vermitteln wollte. Aber Mary Jane beschloss, den Stier endlich bei den Hörnern zu packen, und fuhr unbeirrt fort: »Jay, ich wollte dir nur sagen, dass ich während der letzten zehn Jahre immer nur so getan habe, als hätte ich einen Orgasmus.« »Okay«, ertönte es von unten. Mary Jane war über diese Antwort so erbost, dass sie Jay gegen sein Bein trat und aus der Küche rannte. Der heftige Tritt hatte zur Folge, dass Jay reflexartig den Kopf hob und damit gegen ein Abflussrohr knallte. Daraufhin blieb er kurz liegen, konnte sich nicht erklären, was da gerade passiert war, und machte sich dann wieder an die Arbeit.

Es gibt eine typische menschliche Eigenart, die darin besteht, dass wir unserem Gesprächspartner gar nicht mehr richtig zuhören, wenn wir selbst etwas Wichtiges loswerden wollen. Wir sind dann so sehr mit unseren eigenen Gedanken beschäftigt und damit, wie wir sie am besten in Worte fassen, dass wir vergessen, kurz innezuhalten und erst einmal zu schauen, wie der andere auf das reagiert, was wir gesagt haben. Wir konzentrieren uns so sehr darauf, wie wir unser Argument am besten formulieren und was wir als Nächstes sagen wollen, dass wir die »Antwort« auf unsere erste Aussage nicht aufmerksam genug wahrnehmen. (Ich habe »Antwort« in Anführungszeichen gesetzt, weil es sich dabei sowohl um eine verbale Antwort handeln kann als auch um eine Botschaft, die über die Körpersprache vermittelt wird, beispielsweise durch Stirnrunzeln oder ein Lächeln.) Wir werden vielleicht sogar ärgerlich, weil unser Gesprächspartner uns unterbrochen hat, obwohl der- oder diejenige noch gar nicht ahnen kann, wie wichtig dieses Thema für uns ist. Es ist ein großer Fehler, nicht innezuhalten und erst einmal zu überprüfen, wie unser Gesprächspartner auf unseren Einstieg reagiert. Vor allem, wenn es um unser gemeinsames Liebesleben geht – ein Thema also, bei dem die Standpunkte beider Partner das gleiche Gewicht haben.

Natürlich hat in unserem Fall Mary Jane so ziemlich alles falsch gemacht, was man falsch machen kann. Sie hätte wirklich kaum einen schlechteren Zeitpunkt für ein Gespräch über ihr Sexualleben auswählen können. Aber das Problem hatte jahrelang in ihr rumort, und der Artikel in der Frauenzeitschrift hatte ihr so viel Mut gemacht, dass sie die Gelegenheit beim Schopf packen und ihrem Kummer endlich Luft machen wollte. In ihren Augen war es geradezu ideal, dass ihr Mann in dem Moment mit dem Kopf unter dem Spülbecken lag und sich weder bewegen noch sie böse anschauen konnte. Das einzig Positive an der ganzen Situation war, dass Jay ihren Worten keine Beachtung geschenkt hatte und aus seiner Sicht gar nichts passiert war. Mary Jane hatte also die Chance, einen neuen Versuch zu starten – möglichst zu einem Zeitpunkt, der besser geeignet war.

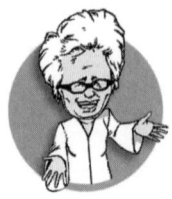

Schneiden Sie kein heikles Thema an, wenn Ihr Gesprächspartner nicht in der richtigen Stimmung dazu ist.

Umgang mit negativen Reaktionen

Wenn Ihr Partner die Stirn runzelt, nachdem er Ihren Vorschlag gehört hat, oder Sie sogar finster anschaut, sollten Sie nicht auf Ihrer Forderung bestehen, sondern sie erst einmal zurückstellen. Es handelt sich hier nicht um eine Debatte, bei der man die Zuhörer dadurch zu beeindrucken versucht, dass man die Gegenpartei mit Fakten überhäuft. Hier geht es um persönliche Meinungen, Sie können also beide recht haben. Ihr Wunsch mag Ihnen vernünftig erscheinen; das heißt aber noch lange nicht, dass Ihr Partner dem zustimmen muss.

Selbst wenn beispielsweise alle Paare auf der Welt Oralsex praktizieren würden, hätte Ihr Partner immer noch das Recht, diese Praktik abzulehnen. Sie können auch niemanden zwingen, neue Stellungen beim Liebesspiel auszuprobieren. Da es beim Sex darum geht, dass beide Partner das Zusammensein genießen, hat auch jeder von ihnen das Recht, etwas zu akzeptieren oder abzulehnen.

Zugegeben, Menschen ändern manchmal ihre Meinung. Manchmal kann ein bestimmtes Argument doch überzeugen oder inständiges Bitten zum Sieg führen. Aber es kann auch sein, dass Hartnäckigkeit sich in diesem Fall nicht auszahlt, sondern Sie eher teuer zu stehen kommt. Ihr Partner könnte Ihnen übelnehmen, dass Sie so viel Druck auf ihn ausgeübt haben, und in Zukunft Sex überhaupt vermeiden – zumindest für eine gewisse Zeit. Deshalb müssen Sie aufmerksam auf Hinweise achten. Sie müssen sehr sensibel sein, um herauszufinden, was Ihr Partner wirklich sagt oder fühlt, damit Sie keine Grenze überschreiten. Das könnte sonst negative Folgen für Ihre Partnerschaft haben.

Störenfriede ausschalten

Um zu verstehen, was Ihr Partner Ihnen sagen möchte, müssen Sie ihm schon Ihre volle Aufmerksamkeit widmen. Hintergrundgeräusche können sich da als sehr störend erweisen, vor allem, wenn sie von einem Fernsehgerät stammen, das zusätzlich Ihren Blick von Ihrem Gesprächspartner ablenkt. Wenn Sie ein ernsthaftes Gespräch führen möchten, sollten Sie daher Radio, Fernsehgerät, Stereoanlage, iPod, Computer und sonstige Störenfriede ausschalten oder in einen anderen Raum gehen, in dem keines dieser Geräte zu hören oder zu sehen ist.

Da wir gerade bei diesem Thema sind, möchte ich noch etwas zu Fernsehgeräten sagen: In Ihrem Schlafzimmer hat ein solches Gerät nichts zu suchen. Wenn Sie jeden Abend vor dem Einschlafen noch die Nachrichten sehen oder die Late-Night-Show eines Comedians, vergeuden Sie damit kostbare Zeit, die Sie Ihrem Partner widmen sollten. Wenn Sie sich eine Show ansehen möchten, dann machen Sie das – aber nicht im Schlafzimmer! Hier sollten Sie entweder schlafen oder mit Ihrem Partner zusammen sein. Setzen Sie Ihre Beziehung nicht dadurch aufs Spiel, dass Sie sich von einem Fernsehgerät ablenken lassen.

Und wenn Sie es sich leisten können, schlage ich vor, Sie legen sich einen Festplattenrekorder oder ein anderes Aufnahmegerät zu, sodass Sie Ihre Lieblingssendung aufzeichnen und unabhängig von der eigentlichen Sendezeit anschauen können. Jeder hat seine Lieblingssendungen, aber der Partner sollte immer Vorrang haben. Wenn Sie diese Sendungen aufzeichnen, können Sie Ihrem Partner die nötige Aufmerksamkeit widmen, ohne das Gefühl zu haben, Sie hätten etwas verpasst. Wie man in der Werbung für Festplattenrekorder sieht, kann man sich sogar Sportsendungen zeitversetzt ansehen – es besteht also kein Grund, Ihre Frau zu bitten, ruhig zu sein, weil Sie ein bestimmtes Spiel verfolgen wollen. Stattdessen können Sie höflich zuhören und später bis zu der Stelle zurückspulen, an der Sie unterbrochen wurden.

Lassen Sie Ihrem Partner Zeit zum Nachdenken

Ich habe diesen Punkt bereits erwähnt, möchte aber noch einmal darauf zu sprechen kommen: Wenn es um ein so sensibles Thema wie Sex geht, brauchen Menschen normalerweise Zeit, um nachzudenken, ehe sie antworten. Das klingt vielleicht selbstverständlich – sobald Sie aber unbedingt die Zustimmung Ihres Partners zu Ihrem Vorschlag hören wollen, drängen Sie vielleicht auf eine sofortige Antwort. In einer solchen Situation erreichen Sie dadurch jedoch unter Umständen genau das Gegenteil. Sagen wir, Sie haben vorgeschlagen, eine neue Stellung auszuprobieren. Wenn Ihr Partner bisher noch nie darüber nachgedacht hat, weiß er vielleicht momentan nicht, wie er reagieren soll. Vielleicht muss er zunächst über mögliche Konsequenzen nachdenken, die eine Zustimmung oder Ablehnung nach sich ziehen könnte. Gehen Sie nicht davon aus, dass Ihr Partner Sie abweist, nur weil er nicht gleich mit einer enthusiastischen Zustimmung reagiert. Möglicherweise braucht er einfach ein bisschen Bedenkzeit.

Wenn Sie Ihren Partner unter Druck setzen, wird er wahrscheinlich mit unverhohlener Ablehnung reagieren, um sich nicht auf etwas einzulassen, das er später bereuen könnte. Je mehr Druck Sie ausüben, desto eher wird Ihr Partner auf stur schalten. Die bessere Taktik ist also, den

Druck nicht zu verstärken, sondern Ihrem Partner die erforderliche Zeit zu lassen, um Ihren Vorschlag erst einmal zu »verdauen«. Sie sollten Ihrem Partner diese Zeit sogar ausdrücklich anbieten: »Schatz, du musst mir nicht sofort antworten, denk einfach mal darüber nach, okay?« Das nächste Mal, wenn Sie das Thema ansprechen, werden Sie eine ehrliche Antwort bekommen. Und wenn Sie dann Ihr Anliegen weiter vorantreiben wollen, können Sie dies tun, denn Ihr Partner hatte inzwischen Zeit, darüber nachzudenken, und ist nun vielleicht empfänglicher für Ihre Argumente.

Und natürlich brauchen Sie auch Zeit, über alles nachzudenken, was Ihr Partner zu Ihnen gesagt hat. Wenn es beispielsweise um das Thema Oralsex ging und Ihr Partner auf irgendeine Weise hat durchblicken lassen, dass Oralsex in seinen Augen »unhygienisch« sei, könnten Sie das nächste Mal, wenn dieses Thema ansteht, auf diesen speziellen Einwand eingehen. Wenn Sie beide zusammen duschen und sich gegenseitig liebevoll waschen, müssten damit alle hygienischen Bedenken aus dem Weg geräumt sein.

Ich kann Ihnen natürlich nicht garantieren, dass diese Methode funktionieren wird, obwohl einige meiner Patienten damit den genannten Einwand erfolgreich entkräftet haben. Aber ich erwähne diesen Vorschlag, um Sie anzuregen, eigene kreative Lösungen zu entwickeln. Vielleicht fällt Ihnen erst etwas ein, nachdem Sie die Einwände Ihres Partners gehört und darüber nachgedacht haben.

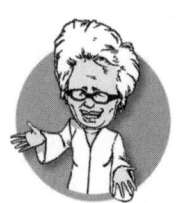

Seien Sie nicht allzu versessen auf eine spontane Antwort Ihres Partners.

Regelmäßig kommunizieren

Effektive Kommunikation erfordert eine gewisse Kontinuität. Wenn Sie mit Ihrem Partner nur selten wichtige Angelegenheiten besprechen (»Reichst du mir bitte den Ketchup« zählt nicht), können Sie nicht erwarten, dass eine Unterhaltung über Ihr Sexualleben, die Sie aus heiterem Himmel beginnen, bei Ihrem Partner auf offene Ohren trifft. Er wird den Eindruck haben, dass Sie rein egoistische Absichten verfolgen. Die Idee, neue Stellungen auszuprobieren, einen romantischen Urlaub zu organisieren oder ein erotisches Spielzeug mit in Ihr Liebesleben einzubeziehen, sollte das Vergnügen beider Partner steigern. Spricht einer von beiden jedoch nie über seine Gedanken und will dann plötzlich neue sexuelle Praktiken einführen, wird der Partner mit Sicherheit das Gefühl haben, dass hier nicht der *beiderseitige* Lustgewinn zur Debatte steht.

Das heißt nicht, dass man seinen Partner nicht um etwas bitten darf, das man selbst als sehr lustvoll empfindet.

Menschen, die einander lieben, sollten bereit sein, etwas für den anderen zu tun. Aber Sex ist Teil der gemeinsamen Kommunikation eines Paares, und solange ein Paar nicht in anderen Bereichen miteinander kommuniziert, ist es nicht verwunderlich, wenn Änderungsvorschläge für das gemeinsame Liebesleben auf wenig Resonanz stoßen.

Der Schauplatz Ihres Liebeslebens

Vielen Menschen ist nicht bewusst, dass sich ihr Sexualleben nicht nur im Schlafzimmer abspielt. Wenn Ihre Partnerin Sie morgens gebeten hat, ihr bei der Hausarbeit zu helfen, und Sie das abgelehnt haben, so wirkt sich das auf ihre Reaktion aus, wenn Sie abends mit ihr schlafen wollen. Sie müssen also schon kontinuierlich für eine gute Kommunikation sorgen – 24 Stunden am Tag, 365 Tage im Jahr. (Ja, 24 Stunden; denn wenn einer von Ihnen so laut schnarcht, dass der andere nachts davon aufwacht, wird diese Art der Kommunikation Ihre gesamte Beziehung in Mitleidenschaft ziehen, das können Sie mir glauben!)

Ellen und Peter

Ellen musste noch ein wichtiges Projekt abschließen und kam daher später nach Hause als sonst. Dort fand sie ihren Mann Peter gemütlich vor dem Fernseher sitzend; in der Küche war alles dunkel. Das Erste, das ihm über die Lippen kam, war nicht etwa »Hallo mein Schatz, wie war dein Tag?«, sondern »Was gibt's zum Abendessen?«. Für Ellen war das nichts Neues, trotzdem kochte sie innerlich vor Wut, dass Peter ihr sämtliche Haushaltpflichten aufhalste. Ohne auf seine Frage zu antworten, machte sie sich daran, das Abendessen vorzubereiten – wobei sie gehörig mit Töpfen und Pfannen schepperte.

Später versuchte Peter, sie zu umarmen – man muss kein genialer Menschenkenner sein, um zu erraten, was er wollte. Aber »das« war wirklich das Letzte, was sie ihm nach diesem Abend gewähren wollte. Beide gingen schließlich frustriert ins Bett – das Traurigste an dieser Geschichte ist jedoch, dass Peter keinen blassen Schimmer hatte, warum er abgewiesen worden war.

Und es gibt noch einen weiteren Aspekt: Ich akzeptiere zwar, dass niemand vollkommen ist – Sie und Ihr Partner dürfen also ruhig ab und zu mal gereizt oder schlecht gelaunt sein –, aber Sie dürfen nicht glauben, dass Ihre Gefühlsausbrüche ohne Folgen blieben: Wenn Sie später mit Ihrem Partner reden oder schlafen möchten, wirken diese Emotionen noch nach. Alles, was Sie einander antun und füreinander tun, hat Auswirkungen auf Ihr Sexualleben. Natürlich bekomme ich Briefe von Männern, die sich darüber beklagen, dass sie wirklich alles Erdenkliche unternähmen, um romantisch, fürsorglich und liebevoll zu sein – ihre Frauen aber trotzdem nicht bereit seien, das eine oder andere zu tun. Diese Frauen sind offenbar klüger, als den Herren bewusst ist. Hat ein Mann sein Verhalten erst vor kurzem in der geschilderten Weise geändert und einen scheinbaren Persönlichkeitswandel hinter sich, nur um wenige Tage darauf bereits mit einer Forderung an seine Partnerin heranzutreten, die das gemeinsame Sexualleben betrifft, können Sie sicher sein, dass die Frau die Sache durchschaut. Wie gesagt: Sie müssen schon regelmäßig überprüfen, wie es um Ihre Beziehung steht, und dafür sorgen, dass die Kommunikation zwischen Ihnen beiden *immer* einwandfrei funktioniert – nicht nur, wenn Sie etwas von Ihrem Partner wollen.

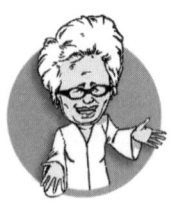

Machen Sie nicht erst dann den Mund auf, wenn Sie etwas von Ihrem Partner wollen. Sorgen Sie stattdessen dafür, dass der Gesprächsfaden zwischen Ihnen nie abreißt.

Ebnen Sie den Weg

Ich gebe zu, dass es nicht leicht ist, bestimmte Themen anzusprechen; aber es wird noch schwieriger, wenn Sie bisher in Ihrer Beziehung überhaupt noch nicht über Sex gesprochen haben. Ich möchte Ihnen hier keinen akademischen Vortrag halten, aber ein wissenschaftliches Prinzip zur Trägheit der Masse besagt, dass sehr viel mehr Energie erforderlich ist, einen ruhenden Körper in Bewegung zu versetzen, als seine Bewegung zu beschleunigen, wenn er bereits in Bewegung ist. Mit anderen Worten: Es ist schwieriger, das Eis erstmalig zu brechen, als ein Gespräch an dem Punkt wieder aufzunehmen, an dem Sie es in der Vergangenheit unterbrochen haben.

Wenn Sie beide zwar miteinander geschlafen, aber nicht viel darüber gesprochen haben, wird es viel schwieriger sein, ein so heikles Thema anzusprechen wie etwa eine neue Stellung. Sie müssen dann erst einmal den Weg ebnen; aber das ist gar nicht so schwierig, wie Sie vielleicht denken. Es kommt einfach nur darauf an, den Ball ins Rollen zu bringen. (Wenn Ihnen diese Redewendung geläufig ist, kennen Sie auch das Trägheitsprinzip – vielleicht bisher nur nicht unter diesem Namen.) Führt Ihr Partner zum Beispiel das nächste Mal beim Sex eine kleine Neuerung ein, die Sie angenehm finden, dann teilen Sie ihm das mit, anstatt es nur stillschweigend zu genießen. Sagen Sie Ihrem Partner, wie schön Sie das fanden; entweder noch während Sie sich lieben oder nachher – oder sowohl als auch! Und dann fragen Sie ihn, ob es etwas gibt, das er besonders genossen hat oder das ihm gefallen würde. Wenn Sie in Zukunft bewusst darauf achten, im sexuellen Bereich mit Ihrem Partner zu kommunizieren, werden Sie feststellen, dass es Ihnen immer leichter fallen wird.

Geräusche der Lust

Einen Aspekt, der beim Sex eine wichtige Rolle spielen kann, möchte ich auf keinen Fall auslassen – die Laute, die Menschen beim Sex von sich geben. Auch durch Seufzen und Stöhnen bringen Sie Ihre Lustgefühle zum Ausdruck. Kinder, die diese Geräusche aus dem Schlafzimmer ihrer Eltern vernehmen, befürchten vielleicht, ein Elternteil würde den anderen gerade verletzen. Erwachsene, die sie im Hotel aus dem Nebenzimmer hören, erkennen darin jedoch den Ausdruck äußerster Lust.

Nicht jeder kann solche Geräusche von sich geben und gleichzeitig Sex genießen. Manche Menschen lenkt das ab, und sie können sich nicht mehr darauf konzentrieren, zum Orgasmus zu kommen. Aber denjenigen, die sich kein Schweigen auferlegen müssen, empfehle ich, ruhig zu seufzen und zu stöhnen, um dem Partner zu zeigen, wie gut sie sich fühlen. Zwingen Sie sich nicht, diese Laute zurückzuhalten; denn wenn Sie zu schüchtern sind, um in der Hitze des Augenblicks ein bisschen zu stöhnen oder heftig zu atmen, können Sie später wahrscheinlich auch kein Gespräch über Sex führen. Sollten Sie also diese Form der Kommunikation bisher noch nicht optimal genutzt haben, tun Sie das bitte bei der nächsten Gelegenheit. Äußert sich Ihr Partner dann dazu, haben Sie's geschafft – Sie haben angefangen, über Sex zu reden!

Manche Eltern befürchten, ihre Kinder könnten wach werden und am nächsten Tag fragen, was es mit den merkwürdigen Geräuschen auf sich hatte. Deshalb bemühen sie sich, beim Liebesakt möglichst leise zu sein. Das dämpft aber die sexuellen Lustgefühle. Ich schlage vor, Sie stellen stattdessen etwas Hintergrundmusik an, um die Geräusche zu dämpfen. Stellen Sie die Lautstärke so ein, dass die Musik sich mit den Geräuschen vermischt, die Sie von sich geben, aber nicht davon übertönt wird.

Sicherheitshinweis für Eltern

In diesem Buch geht es zwar nicht speziell um das Liebesleben von Eltern, aber auf einen wichtigen Punkt möchte ich Sie an dieser Stelle doch hinweisen: Sie sollten Ihr Schlafzimmer unbedingt abschließen. Denn Sie wollen ja nicht, dass Ihre Kinder plötzlich hereinplatzen, wenn sie aus irgendeinem Grund wach geworden sind – sei es durch Ihre Geräusche beim Liebesakt oder irgendetwas anderes. Hinter verschlossener Schlafzimmertür können Sie sich beruhigt entspannen und sicher sein, dass Ihre Privatsphäre gewahrt bleibt.

Komplimente

Kommunikation ist ein umfassendes Thema. Manchmal bedeutet es »Austausch von Informationen«, aber es kann auch eine Form sein, Kontakt mit einem anderen Menschen aufzunehmen. Wenn Ihre Partnerin beispielsweise ein neues Kleidungsstück trägt und Sie ihr sagen, dass das gut aussieht, rufen Sie damit positive Gefühle in ihr hervor. Dabei kommt es gar nicht darauf an, was Sie sagen, solange es Ihr Gegenüber glücklich macht. Je häufiger Sie beide sich gegenseitig Komplimente machen, desto besser können Sie sich auch über andere Themen austauschen. Da Komplimente also eine Form der positiven Kommunikation sind, sollten Sie nach Gelegenheiten Ausschau halten, welche zu machen.

Und für Sie, meine Herren, habe ich einen besonderen Trick, den Frauen häufig anwenden und den Sie ebenfalls übernehmen können: Männer konzentrieren sich im Gegensatz zu Frauen eher auf das Negative. Wenn Ihre Partnerin sich also gerade für eine Party fertig gemacht hat und Ihnen ihr Outfit nicht so besonders gefällt (Sie aber mittlerweile klug genug sind, um zu wissen, dass Sie nichts Negatives sagen sollten), können Sie ihr trotzdem ein Kompliment machen, indem Sie Ihre Aufmerksamkeit auf ihr Haar, ihre Nägel oder irgendeinen anderen Aspekt ihres Aussehens richten. Und indem Sie ihr Ego zu diesem Zeitpunkt streicheln, ebnen Sie den Weg für eine leidenschaftlichere Form der Kommunikation zu späterer Stunde...

Achten Sie auf Gelegenheiten, positive Gefühle in Ihrem Partner hervorzurufen.

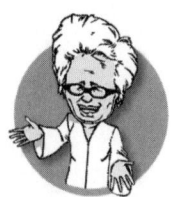

Körperliche Kommunikation

Selbstverständlich können Sie auch körperlich miteinander kommunizieren. Eine Umarmung, eine zärtliche Geste, ein Kuss, eine Nackenmassage – all dies sind Kommunikationsformen, weil sie Ihrem Partner vermitteln, dass Sie ihn lieben. Manchmal vergisst man, dass das eine Form der Kommunikation ist, deshalb möchte ich Ihnen dringend ans Herz legen, diese körperlichen Zeichen der Zuneigung so oft wie möglich einzusetzen. Selbst wenn Sie gerade keinen besonderen Anlass für eine Umarmung sehen, übermitteln Sie Ihrem Partner damit doch die Botschaft, dass Sie an ihn denken und dass er Ihnen wichtig ist.

Menschen brauchen Berührungen, und selbst wenn Sie beim Sex wirklich intensiven Körperkontakt haben, ist es doch gut, auch im Lauf des Tages großzügig Streicheleinheiten zu verteilen. Vernachlässigen Sie die kleinen Berührungen hier und da nicht – sie sind so wichtig!

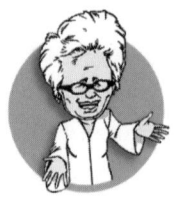

Kommunizieren Sie nicht nur mit Worten, sondern bringen Sie Ihre Zuneigung auch durch körperliche Berührungen zum Ausdruck.

Das geschriebene Wort

Ich bin durchaus dafür, dass Sie Ihrem Partner liebevolle Botschaften auf kleinen Zetteln, per Brief, E-Mail oder auf andere Weise in schriftlicher Form zukommen lassen. Das ist vor allem dann eine gute Idee, wenn es sich um ein heikles Thema handelt. Ich sagte ja bereits, dass Ihr Partner manchmal etwas Zeit braucht, um über einen Vorschlag nachzudenken. Wenn Sie ihn also schriftlich formulieren, kann Ihr Partner sich die erforderliche Zeit nehmen, um darüber nachzudenken, ehe er antwortet. Und Sie haben damit auch die Möglichkeit, Ihre Anfrage im bestmöglichen Licht zu präsentieren, weil Sie sich so viel Zeit für die Formulierung Ihres Schreibens nehmen können, wie Sie brauchen, damit Ihr Anliegen auch auf jeden Fall richtig verstanden wird.

Andererseits kann schriftliche Kommunikation mit jemandem, den man häufig sieht, auch kalt wirken. Ihr Partner könnte sich fragen, warum Sie mit ihm nicht von Angesicht zu Angesicht über dieses Thema sprechen wollten. Ich schlage vor, Sie hinterlassen bei etwas schwierigeren Themen zunächst nur eine schriftliche Andeutung – fühlen sozusagen vor –, ohne Ihre Bitte bereits konkret zu formulieren. Angenommen, Sie möchten mit Ihrem Partner über Vibratoren sprechen. Dann könnten Sie ihm per E-Mail einen Link zu einer entsprechenden Internetseite schicken, einen Artikel oder eine Anzeige und einfach dazuschreiben: »Schau dir das doch mal an.« Dann wüsste Ihr Partner, dass Sie sich für dieses Thema interessieren. Und bei Gelegenheit sprechen Sie dann persönlich über Einzelheiten. (Achtung: Schicken Sie Ihrem Partner keine E-Mails mit intimen Nachrichten an seinen Arbeitsplatz – Sie müssen immer damit rechnen, dass ein Vorgesetzter diese E-Mails lesen könnte!)

Seien Sie nicht so kritisch

Ein weises Sprichwort besagt: »Wenn du nichts Nettes sagen kannst, sage lieber gar nichts.« Selbstverständlich können Sie nicht immer nur freundlich sein, wenn Sie mit jemandem zusammenleben. Manchmal muss man seinem Partner auch unangenehme Dinge sagen, das ist sogar wichtig für ihn. In einer Beziehung verlässt man sich darauf, dass der andere einen darauf aufmerksam macht, wenn man nicht angemessen gekleidet ist oder unangenehm riecht. Und es gibt auch Zeiten, wo einem der Partner mit seinem Verhalten wirklich auf die Nerven geht und man seine Kritik nicht einfach schlucken kann.

Es gibt allerdings Paare, die überwiegend auf negative Weise miteinander kommunizieren. Wenn sie das nicht ändern können, sehe ich für ihre Beziehung allerdings schwarz. Durch ständiges Herumnörgeln schafft man keine Atmosphäre, die für Liebe und Sex förderlich ist. Ich weiß, dass es Paare gibt, die gerade nach einem heftigen Streit großartigen Sex haben. Ich vermute, das hängt damit zusammen, dass durch die Aufregung der Adrenalinspiegel steigt. Aber ich habe in diesen Fällen den Verdacht, dass die Streitereien eher gespielt und nicht so richtig echt sind. Wenn Sie wiederholt die Erfahrung machen, dass Streit zu fantastischem Sex führt, gewöhnen Sie sich an, wegen jeder Kleinigkeit einen Streit anzuzetteln, um anschließend im Bett zu landen. Ich selbst möchte nicht so leben, wenn das jedoch bei manchen Paaren funktioniert, können sie es gern so machen. In diesen Fällen ist beiden Parteien bewusst, was eigentlich los ist, und keiner von beiden fühlt sich verletzt, weil im Grunde alles nur inszeniert ist. Wenn jemand aber immer nur Gemeinheiten von sich gibt und das auch so meint, ist das keine produktive Form der Kommunikation.

In einer langfristigen Beziehung muss es also ein Gleichgewicht zwischen Komplimenten und Kritik geben. (Wenn zwei Menschen, die sich erst vor kurzem kennen gelernt haben, bereits miteinander streiten, sollten sie sich besser so schnell wie möglich wieder trennen.) Wenn Sie nicht aufpassen, kann es passieren, dass Sie sich daran gewöhnen, bei weitem mehr zu kritisieren, als Komplimente zu machen. Und da Kritik meist eine negative Reaktion auslöst, wird Ihr Partner Sie wahrscheinlich ebenfalls kritisieren. Das kann zu einer Situation führen, in der das ständige negative Feedback Ihre Beziehung in eine Abwärtsspirale zieht. Denken Sie daran, dass positives Feedback in jeder Form dagegen Ihre Partnerschaft fördert.

Betonen Sie das Positive

Ich möchte Sie noch vor einer weiteren Form der Kritik warnen. Angenommen, *er* hat vorgeschlagen, ins Museum zu gehen, und als beide dort ankommen, ist geschlossen. Oder *sie* hat ein erotisches Spiel mitgebracht, und dann stellt sich heraus, dass es überhaupt nicht prickelnd, sondern einfach nur langweilig ist. Wie Sie beide in einer solchen Situation reagieren, ist entscheidend für den Erfolg Ihrer Bemühungen um eine bessere Kommunikation. Ich brauche Ihnen nicht zu sagen, was passiert, wenn Sie sich gegenseitig an die Gurgel springen (»Wieso hast du dich nicht erst mal erkundigt, ob das Museum überhaupt geöffnet ist?«, »Ich habe doch gleich gesagt, dass das ein bescheuertes Spiel ist!«) – Ihr Partner wird in Zukunft kein Risiko mehr eingehen wollen. Anstatt sich zu bemühen,

Ihre Beziehung zu verbessern, wird er genau das Gegenteil tun: Selbst wenn er eine gute Idee hat, wird er sie für sich behalten.

Wenn Ihr Partner also irgendwelche Anstrengungen unternimmt, Sie beide enger zusammenzubringen, sollten Sie ihn ermutigen. Ganz egal, was am Ende dabei herauskommt. Wenn das Museum geschlossen ist, schauen Sie einfach, ob vielleicht eine Galerie in der Nähe ist, die Sie besuchen können. Oder Sie kaufen sich am nächsten Kiosk eine Kunstzeitschrift und blättern sie gemeinsam durch, während Sie irgendwo einen Kaffee trinken. Statt sich gegenseitig wütend anzusehen und mit Gemeinheiten zu bombardieren, sollten Sie sich wie Mitglieder desselben Teams verhalten und versuchen, das Negative ins Positive zu wenden. Schließlich sind Sie beide Teil der Partnerschaft. Sie werden auch noch Gelegenheit haben, Fehler zu machen, und bis dahin sollten Sie Ihren Partner nach Kräften unterstützen!

Brad und Katherine

Katherine hatte sich mit einer Freundin am Samstagnachmittag zum Kaffee getroffen und dabei erfahren, dass es ganz in der Nähe ein Hotel gab, in dem viele Zimmer mit Whirlpools und romantischen Extras ausgestattet sind. Es schien der perfekte Ort für das gemeinsame Wochenende zu sein, das sie mit Brad geplant hatte. Sie war ganz aufgeregt, wenn sie daran dachte, und konnte kaum abwarten,

Brad davon zu erzählen. Als sie nach Hause kam, saß Brad mit den beiden Kindern gerade vor einem Brettspiel. Kaum hatte Katherine das Wohnzimmer betreten, da sprudelte es auch schon aus ihr heraus: »Weißt du, was Marissa mir erzählt hat? Es gibt ein neues Hotel am anderen Ende der Stadt, dort kann man Zimmer mit Whirlpool buchen! Wäre das keine tolle Idee für unser Wochenende?« Brad drehte sich gerade zu Katherine um und warf ihr einen beschwörenden Blick zu, als eins der Kinder sich schon zu Wort meldete: »Super, mit Whirlpool! Wann fahren wir?«

Wählen Sie den richtigen Ort

Man kommuniziert immer in einem bestimmten Kontext. Ein Teil dieses Kontextes ist emotional. Deshalb habe ich Sie schon darauf hingewiesen, dass Sie immer erst herausfinden müssen, in welcher Stimmung Ihr Partner gerade ist, ehe Sie ein heikles Thema anschneiden, um sicherzugehen, dass er oder sie nicht gerade ärgerlich oder nervös ist. Aber es gibt auch einen physischen Kontext. Beispielsweise machen Sie hoffentlich nicht denselben Fehler wie Katherine und planen vor Ihren Kindern ein romantisches Wochenende in einem Hotel. Oder vor den Schwiegereltern. Aber manchmal, wenn es um das Thema Sex geht, haben Sie sich vielleicht nicht so unter Kontrolle und platzen am falschen Ort und zur falschen

Zeit mit etwas heraus. Und statt zu mehr Sex führt es dann zu weniger.

Wenn Sie ein Gespräch führen möchten, bei dem es um intime Einzelheiten geht, die Ihr persönliches Leben betreffen – sei es Ihr Sexualleben oder auch Ihre finanzielle Situation –, müssen Sie den Schauplatz für dieses Gespräch sehr sorgfältig auswählen. Die meisten Restaurants, wo andere Gäste mithören können, was Sie sagen, sind alles andere als ideal für vertrauliche Gespräche. Im Auto sind Sie zwar ungestört, lenkt das Thema den Fahrer jedoch zu sehr ab, ist es vielleicht auch nicht gerade die sicherste Umgebung für Ihr Gespräch.

Ich empfehle immer einen Spaziergang. Das kann in der Stadt eine ruhige Gegend sein, in der nicht so viel Verkehr ist, oder aber ein Park. Dort sind Sie nahezu ungestört. Außerdem bietet ein Park eine wunderschöne Kulisse für Ihre Worte. Und die Bewegung kann beruhigend wirken, weil Adrenalin abgebaut wird, das möglicherweise durch das Gespräch über ein schwieriges Thema entstanden ist.

Wenn Sie dieses Gespräch zu Hause führen möchten, sollten Sie dies auf keinen Fall im Schlafzimmer tun. Denn in diesem Zimmer haben Sie am häufigsten Sex, daher kann ein Gespräch in diesem Raum auch damit enden, dass Sie Sex haben. Wenn die Bitte, eine neue Position auszuprobieren, abgelehnt wurde, wäre das gerade in diesem Raum besonders hart. Jedes andere Zimmer wäre aber wahrscheinlich okay.

Werden Sie eindeutig

Sie haben sicher auch schon Gespräche erlebt, bei denen der eine Gesprächspartner etwas Bestimmtes meinte, der andere aber etwas vollkommen anderes verstanden hat. Wenn Sie sich im sexuellen Bereich nicht klar ausgedrückt haben, könnte Ihr Partner annehmen, Sie wollten etwas von ihm, das er oder sie nie tun würde. Ein Beispiel: Sie schlagen Ihrem Partner vor, Sex doch einmal »von hinten« zu versuchen, und Ihr Partner versteht darunter Analsex. In Wirklichkeit ging es Ihnen aber nur um vaginalen Sex in der sogenannten *Hündchenstellung*.

Wenn Ihr Partner also auf Ihren Vorschlag auf eine unerwartete oder unangemessene Weise reagiert, vergewissern Sie sich, dass er wirklich verstanden hat, was Sie meinten. Formulieren Sie Ihr Anliegen nochmals deutlich, sodass jedes Missverständnis ausgeschlossen ist.

Und wenn Sie zufällig merken, dass ein Missverständnis vorliegt, empfehle ich Ihnen, das Thema vorerst fallen zu lassen. Wenn Ihr Partner jetzt ärgerlich ist, weil er zuerst nicht verstanden hat, was Sie meinten, wird es noch eine Weile dauern, bis er sich beruhigt hat. Er wird also nicht so empfänglich sein für neue Ideen. Daher wäre es besser, sie zurückzustellen.

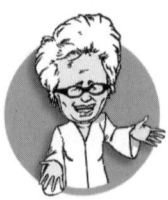

Drücken Sie sich deutlich aus, wenn
Sie Ihrem Partner Ihre Gedanken über
Ihr Liebesleben mitteilen.

Der Mythos des schweigsamen Mannes

Manche Männer sind regelrecht stolz darauf, »kein Mann
vieler Worte« zu sein. Und vielleicht bringen diese Männer tatsächlich nur wenige Worte über die Lippen – ihr
Gehirn ist jedoch ebenso aktiv wie das anderer Menschen. Es ist also nicht so, dass sie nichts zu sagen hätten;
sie bringen eben nur kein Wort heraus. Solche Männer
fürchten Spott oder Zurückweisung, wenn sie ihre Gefühle preisgeben.

Wie Sie schon richtig vermuten, wird es jedem Mann,
der sowieso schon wenig redet, besonders schwerfallen,
über so ein kniffliges Thema zu sprechen wie Sex. Er wird
nicht nur von sich aus keine sexuellen Probleme ansprechen, sondern wahrscheinlich auch stumm bleiben, wenn
seine Partnerin solche Themen anspricht.

Während also der schweigsame Typ durchaus eine
eigene Meinung hat, kann er sie nur schwer in Worte zu
fassen. Falls Ihr Partner in diese Kategorie fällt, bestünde
eine Lösungsmöglichkeit darin, das Risiko einer Zurückweisung einzugehen. Anstatt einen sexuellen Wunsch ver-

bal zu äußern, könnten Sie physisch agieren: Angenommen, Sie haben im Lauf der Jahre herausgefunden, dass Sie nur durch orale Stimulation zum Orgasmus kommen können.

Ihr neuer Partner gehört zu jenen Männern, bei denen ein Grummeln schon als ausführlicher Kommentar gilt und die mit Sicherheit keine Lust haben, über Sex zu reden. Aber Sie finden ihn sehr attraktiv. Sie versuchen, mit ihm über Ihre Bedürfnisse zu sprechen, doch es sieht ganz so aus, als käme Ihre Botschaft einfach nicht an. Nun, dann müssen Sie eben seinen Mund dahin lenken, wo Sie ihn haben möchten. (Wie Sie dabei im Einzelnen vorgehen, überlasse ich Ihnen.) Vielleicht wird er den Kopf abwenden, das ist natürlich verletzend. Aber nichts zu tun würde bedeuten, in Zukunft auf Orgasmen zu verzichten, und eine solche Situation kann man nicht einfach hinnehmen. Wenn Sie also vor der Alternative stehen, ihn entweder zu verlassen oder bei ihm zu bleiben und nie mehr Orgasmen zu haben, dann empfehle ich Ihnen, ihm Ihre Bedürfnisse auf eine Weise zu vermitteln, die er versteht. Natürlich können Sie am Ende auch zu der Schlussfolgerung gelangen, dass eine Beziehung mit so einem Partner einfach zu frustrierend ist und es sich nicht lohnt, mit ihm zusammenzubleiben. Aber das ist eine andere Geschichte. Jedenfalls müssen Sie in dem Maße, wie Ihr Partner darauf verzichtet, seine Meinung zum Ausdruck zu bringen, die Entschlossenheit zeigen, ihn in die Richtung zu führen, in die sich Ihre Beziehung Ihrer Ansicht nach bewegen sollte. Und wenn Sie bereits eine Beziehung mit so einem Mann führen, so ist es nie zu spät, um Änderungen in Gang zu bringen. Geben Sie also den Versuch nicht auf, Ihrem Partner Ihre Meinung zu vermitteln, und suchen Sie nach neuen Möglichkeiten der Kommunikation.

Plaudertaschen

Manche Menschen dagegen können einfach nicht aufhören zu reden. Jeder Gedanke, der ihnen in den Sinn kommt, sprudelt direkt nach außen. Solche Quasselstrippen sind übrigens durchaus nicht immer weiblichen Geschlechts! Nach einer Weile dienen diese ununterbrochenen verbalen Sturzbäche allerdings nicht mehr der Kommunikation, weil der Partner eines solchen Plauderers einfach nicht mehr zuhört. Hat dieser dann tatsächlich etwas Wichtiges zu sagen, wird es schwierig für ihn, die Botschaft zu vermitteln.

Unter diesen Umständen empfehle ich bei wichtigen Mitteilungen den schriftlichen Kommunikationsweg, um den Ball ins Rollen zu bringen. Wenn die Quasselstrippe etwas mitteilen will, wird ihr Partner wahrscheinlich einer schriftlichen Botschaft eher Aufmerksamkeit schenken. Umgekehrt wird der Partner mit seinem Anliegen schriftlich ebenfalls leichter ans Ziel kommen, als wenn er seine

Ellenbogen einsetzt, um sich durch die übliche Wort-
menge zu kämpfen.

Debattierer und passiv-aggressive Partner

Manche Menschen behaupten grundsätzlich das Gegenteil, egal was man ihnen erzählt. Ob sie dieselbe Meinung
vertreten oder nicht, spielt offenbar keine Rolle. Irgendwann in ihrem Leben haben sie entdeckt, dass es ihnen
Spaß macht zu debattieren, und seitdem nutzen sie jede
Gelegenheit in einem normalen Gespräch, um eine Debatte
anzuzetteln. Doch während sie sich damit vergnügen, ihre
Argumente anzuführen, ist es für jeden Gesprächspartner
äußerst schwierig, ihnen verständlich zu machen, was sie
zu sagen versuchen. Anstatt zuzuhören, ist der Debattierer
nämlich bereits mit dem beschäftigt, was er erwidern wird
(er hört also Ihre Botschaft eigentlich gar nicht).

Dann gibt es noch den entgegengesetzten Typ: Menschen, die allem zustimmen, was Sie sagen. Auch hier
spielt es wieder keine Rolle, ob sie tatsächlich von dem
überzeugt sind, was sie sagen. Man kann sie als passiv-ag-
gressiv bezeichnen, weil sie einem Vorschlag zustimmen,
aber ihr Versprechen dann nicht halten. Der Umgang mit
diesen Menschen kann ebenso frustrierend sein wie der
mit Debattierern. Denn wenn das Gespräch beendet ist,
wissen Sie nie, ob Ihre Botschaft angekommen ist.

Falls Sie vorhaben, es mit einem solchen Partner auszuhalten, müssen Sie diese Zusammenhänge kennen und entsprechend energisch reagieren. In beiden Fällen müssen Sie Ihrem Partner sagen, er solle aufhören, die eine oder andere Wand zwischen Ihnen beiden aufzubauen, und stattdessen sagen, was er wirklich denkt. Und um Ihnen zu zeigen, wie flexibel ich bin, ändere ich in diesen beiden Fällen einen meiner Ratschläge: Fällt Ihr Partner in eine der oben beschriebenen Kategorien, sollten Sie ein Gespräch über Sex doch besser im Schlafzimmer führen und nach der Unterhaltung unmittelbar »zur Tat« schreiten. Das ist wahrscheinlich die einzige Möglichkeit herauszufinden, ob Ihre Botschaft angekommen ist. Wenn Sie beide zum Beispiel noch nie die *69er-Position* ausprobiert haben, Sie das aber vorschlagen und dann versuchen, Ihren Partner dazu zu bringen, diese Stellung mit Ihnen zu testen, wissen Sie bald darauf, wo Sie stehen. Denn entweder lässt er sich darauf ein oder nicht. Entweder sind Sie dann glücklich über das, was passiert, oder enttäuscht. Aber wenigstens wissen Sie, wie Ihr Partner wirklich zu diesem Vorschlag steht.

Brian

Brian kam in meine Sprechstunde, weil er nicht den Mut aufbringen konnte, mit seiner Frau über ihr Sexualleben zu sprechen. Sie hatte irgendwann ein paar Bemerkungen gegrummelt, aber da hatte er noch so getan, als hätte er nichts gehört. Und seitdem kam von ihrer Seite zu dem Thema nichts mehr, und Sex hatten sie immer seltener. Er erzählte mir, dass er mit ihr darüber sprechen wollte, es jedoch einfach nicht schaffte. Er werde dann ganz nervös und habe solche Angst, dass er die schlimmsten Dinge zu hören bekäme, dass er unverrichteter Dinge aus dem Zimmer ging.

So finden Sie den Einstieg

Bisher habe ich Ihnen ein paar allgemeine Ratschläge gegeben, wie Sie mit Ihrem Partner kommunizieren können, vor allem über Sex. Wenn es Ihnen aber so geht wie Brian und Sie es allein nicht schaffen? Vielleicht sind dann die folgenden Tipps hilfreich.

Wir müssen reden

Viele Menschen spielen in ihrem Kopf immer wieder durch, wie ein bestimmtes Gespräch ablaufen wird. Beispielsweise wie sie ihren Chef um eine Gehaltserhöhung bitten oder mit ihrer Frau über Sex reden. Jedes Mal liegt die Latte höher, und sie werden immer nervöser. In einer solchen Situation sollten Sie nur so viel Mut zusammennehmen, um die Worte »Wir müssen reden« über die Lippen zu bringen. Sobald Sie das geschafft haben, wird Ihr Partner wissen wollen, worum es geht, und das wird Ihnen helfen, den Stein ins Rollen zu bringen. Denken Sie also nicht über das ganze Gespräch nach und darüber, was Sie sagen werden. Nehmen Sie sich nur vor, die Tür zu öffnen. Sobald Sie erst einmal angefangen haben, wird Ihnen die ganze Unterhaltung sehr viel leichter fallen, als Sie sich vorgestellt hatten.

Die Gelegenheit beim Schopf packen

Wenn Sie sich sagen: »In einer Stunde werde ich mit meiner Frau (meinem Mann) reden!«, wird Ihre Nervosität im Lauf der nächsten Stunde kontinuierlich steigen, und wenn der Zeitpunkt schließlich gekommen ist, haben Sie vielleicht keinen Mut mehr. Wenn der richtige Zeitpunkt da ist, müssen Sie ihn also sofort nutzen. Angenommen, Sie möchten mit Ihrer Frau über Oralsex sprechen, und sie isst gerade ein Eishörnchen, dann sagen Sie einfach zu ihr: »Dr. Ruth sagt übrigens, Frauen könnten beim Eisessen üben, wie man Oralsex praktiziert.« Nach dieser Gesprächseröffnung wird Ihnen die weitere Unterhaltung sehr viel leichter fallen. Aber solche Momente sind oft schnell vorbei, Sie dürfen also nicht lange zögern und Zeit vertrödeln. Packen Sie die Gelegenheit beim Schopf, sobald sie sich bietet!

Verwenden Sie Stichwortkarten

Sagen wir, Sie bringen partout die nötigen Worte nicht über die Lippen. Sie sind so nervös, dass Ihr Mund ganz trocken ist und Sie sich einfach nicht zum Sprechen zwingen können: Dann schreiben Sie den entsprechenden Satz auf eine Stichwortkarte. Das kann eine Karteikarte oder ein Blatt Papier in beliebiger Größe sein, Hauptsache man kann Ihr Anliegen darauf gut lesen.

Wenn Sie sich als Frau ein längeres Vorspiel wünschen, schreiben Sie »Längeres Vorspiel« auf Ihre Stichwortkarte und halten Sie sie Ihrem Partner vor die Nase – im passenden Augenblick natürlich. Er wird nicht genau verstehen, warum Sie diese Karte hochhalten, aber Sie haben das Gespräch damit auf eine Weise eingeleitet, die keiner von Ihnen beiden ignorieren kann.

Hinterlassen Sie Zettelbotschaften

Wenn Sie so ein Hasenfuß sind, dass Sie auch keine Stichwortkarte hochhalten können, schieben Sie einfach ein Zettelchen zwischen seine Socken. Wenn er sich dann ein frisches Paar aus dem Schrank holt, sieht er den Zettel mit Ihrer Handschrift und wird Sie mit Sicherheit darauf ansprechen. Und Bingo – schon sind Sie mitten im Gespräch! (Wenn Sie zu diesem Zeitpunkt gerade nicht reden können, sagen Sie einfach: »Darüber möchte ich mit dir gerne sprechen, aber im Moment geht's leider nicht.«)

Mit Humor geht alles leichter

Sex ist an sich keine ernste Angelegenheit, aber manche Menschen machen eine daraus. Wenn Sie stattdessen Ihren Humor einsetzen, um Ihre Botschaft an den Mann beziehungsweise an die Frau zu bringen, versehen Sie praktisch eine bittere Pille mit einem süßen Überzug. Angenommen, Sie haben den Freitagabend für Ihr Liebesleben reserviert, sobald die Kinder im Bett sind – dann gehen Sie vorher kurz ins Bad und schreiben Sie sich mit einem Lippenstift die Worte »Längeres Vorspiel!« auf Ihren Busen! Erstens können Sie sicher sein, dass diese Botschaft ankommt; und zweitens ist es einfach witzig. Vielleicht ist das für Sie die richtige Methode.

»Alles Gute zum ...«

Wenn Sie heute in einen Schreibwarenladen gehen, finden Sie dort kreative Karten zu fast jedem Thema. Selbst wenn Sie nicht genau das finden, was Sie suchen, gibt es mit Sicherheit eine Karte, die sowohl humorvoll ist als auch eine passende Aufschrift trägt. Ich sage noch einmal:

Wenn es Ihnen schwerfällt, Ihr Anliegen mündlich zu formulieren, müssen Sie den Stein auf andere Weise ins Rollen bringen – und eine Karte könnte diesen Zweck erfüllen.

Nutzen Sie Handy & Co.

Heutzutage gibt es zahlreiche Möglichkeiten, die Sie für Ihre Kommunikation nutzen können. Wenn Sie zum Beispiel beide zu Hause sind, könnten Sie Ihren Partner von Ihrem Handy aus auf Ihrer Festnetznummer anrufen. Sobald er abhebt, fragen Sie: »Hast du gerade ein bisschen Zeit zum Reden?« Wenn Sie schüchtern sind, wird es Ihnen leichter fallen, das Gespräch von einem anderen Zimmer aus zu beginnen. Später können Sie schnell näher rücken, um sich von Angesicht zu Angesicht zu unterhalten. Sie können Ihrem Partner auch eine SMS oder, wenn er gerade online ist, eine E-Mail mit demselben Wortlaut schicken.

Themenwechsel

Ich habe bereits über die Kräfte der Trägheit gesprochen; darüber, wie schwierig es ist, ein Objekt aus dem totalen Stillstand in Bewegung zu versetzen. Dasselbe gilt für ein

Gespräch: Direkt mit dem Thema Sex das Schweigen zu brechen kann schwierig sein. Aber wie wär's, wenn Sie sich zuerst über etwas ganz anderes unterhielten? Beispielsweise könnten Sie zu Ihrem Partner sagen: »Wir müssen uns mal darüber unterhalten, was mit der undichten Stelle im Garagendach geschehen soll.« Sobald das geklärt ist, könnten Sie fortfahren: »Es gibt noch etwas, worüber ich gern mit dir sprechen würde.« Und dabei geht es dann um Sex. Sie werden sehen, dass Ihnen dieser Übergang von einem anderen Gesprächsthema viel leichter fallen wird, als aus dem Stand eine Unterhaltung über Sex zu beginnen.

Zufallsfund

Sagen wir, Sie möchten über Oralsex sprechen, wissen aber einfach nicht, wie Sie anfangen sollen. Da heutzutage so viel über Sex geschrieben wird, schlage ich vor, Sie suchen sich einen Artikel aus – entweder aus irgendeiner Zeitschrift oder dem Internet – und verwenden ihn als Ausgangspunkt für Ihr Gespräch. Wenn Sie beispielsweise sagen »Ich habe gerade gelesen, dass 42 Prozent der Paare regelmäßig Oralsex praktizieren«, wird Ihr Partner bestimmt darauf antworten. So können Sie auf diese Weise schon einmal ausloten, wie er zu diesem Thema steht. Und danach ist es dann leichter, das Gespräch auf Ihr eigenes Liebesleben zu lenken.

Wie Sie sehen, gibt es viele Möglichkeiten, einen Kommunikationsweg zwischen Ihnen und Ihrem Partner zu öffnen, über den Sie sich über sexuelle Themen einfacher austauschen können. Ich hoffe, mit diesen Tipps wird es Ihnen ein bisschen leichter fallen. Aber diese Ratschläge allein werden Ihnen nicht helfen: Letztendlich müssen Sie schon selbst den Mund aufmachen und mit Ihrem Partner reden.

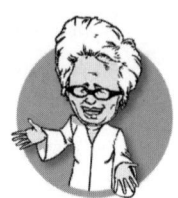

Gehen Sie einem Gespräch über Sex nicht aus dem Weg, sondern setzen Sie alles daran, den Dialog mit Ihrem Partner in Gang zu bringen.

Geheimnis Nr. 9
Gute Vorbereitung ist alles

Veränderungen in Ihrer Partnerschaft sind unumgänglich. Wenn Sie erst seit ein paar Monaten oder wenigen Jahren in einer festen Beziehung leben, sind diese Veränderungen jedoch so minimal, dass Sie sie wahrscheinlich gar nicht bemerken. Aber in einer langfristigen Partnerschaft können Sie beispielsweise den Auswirkungen des Alterungsprozesses nicht entkommen. Und das gilt vor allem für die Veränderungen, die in Ihrem Liebesleben auftreten.

Wie sehr sich Ihr Sexualleben in einer bestimmten Phase verändert, hängt von Ihrem Alter ab. Je jünger Sie sind, desto weniger verändert es sich, und auch dies nur geringfügig. Zwischen 50 und 60 Jahren kommen allerdings mehr Veränderungen auf Sie zu; und einige stellen eine potenzielle Gefahr dar für Ihr Liebesleben oder sogar Ihre gesamte Beziehung. Doch stecken Sie nun den Kopf nicht in den Sand – wenn Sie sich auf die zu erwartenden Veränderungen vorbereiten, können Sie jede Situation meistern.

Veränderungen bei jungen Paaren

Bei allen Paaren kühlt das Sexualleben nach einer gewissen Zeit ab. Sie sollten jedoch alles Mögliche unternehmen, um dafür zu sorgen, dass diese Abkühlung sich in Grenzen hält: Sobald ein Partner nach äußeren Ursachen sucht – etwa vermutet, dass der andere eine Affäre hat, obwohl es dafür außer einer geringfügigen Veränderung des Sexualverhaltens überhaupt keine Beweise gibt –, kann diese Situation ernste Folgen haben.

Tina und Jeb

Als Tina und Jeb sich an der Universität kennen lernten, konnten sie gar nicht genug voneinander bekommen. Kurz nach dem Examen fand die Hochzeit statt, und ihr Liebesleben gedieh weiterhin prächtig. Doch nach ungefähr einem Jahr fiel Tina auf, dass Jeb nicht mehr so großes Interesse daran hatte, mit ihr zu schlafen. Sie hatten immer noch ein oder zwei Mal in der Woche Sex, aber die Intensität hatte abgenommen. Dann traf Tina auf einer Betriebsfeier in Jebs Firma Jennie, eine Kollegin, deren Arbeitsplatz direkt an Jebs angrenzte. Sie sah umwerfend aus. Es gelang Tina, mit Jennie unter vier Augen zu sprechen, und so erfuhr sie, dass Jennie vor etwa drei Monaten mit ihrem Freund Schluss gemacht hatte. Dann kam Jeb dazu – in der Hand hielt er ein Getränk für Jennie. An diesem Abend kam es zu einem heftigen Streit.

Tina vermutete, dass die Veränderung in ihrem Liebesleben damit zusammenhing, dass Jeb eine Affäre mit Jennie hatte. Nun war es keineswegs so, dass Jeb Jennie nicht attraktiv fand. Sie zog die Aufmerksamkeit aller Männer in der Firma auf sich, sobald sie irgendwo auftauchte. Aber Jennie hatte nichts damit zu tun, inwieweit Jeb Tina sexuell begehrte. Nein, das eigentliche Problem war, dass Tina mehrfach angedeutet hatte, dass sie sich ein Baby wünschte. Jeb fühlte sich einer Vaterschaft jedoch noch nicht gewachsen, und deshalb war er nicht mehr so wild auf Sex wie früher.

Bei Tina und Jeb kam ein weiterer Faktor hinzu – die Angst vor der elterlichen Verantwortung. Auch das ist ein Problem, mit dem viele junge Paare zu kämpfen haben und das sich noch verschärfen kann, wenn die Frau die Pille nimmt. In dem Fall hat sie nämlich die Kontrolle über die Schwangerschaftsverhütung, und manche Männer fragen sich irgendwann beunruhigt, ob ihre Partnerin wirklich immer daran denkt, jeden Tag die Pille zu nehmen, und auf diese Weise beide vor der Elternschaft schützt. Und dann fangen sie an, Sex zu vermeiden. Die beste Lösung für dieses spezielle Problem besteht darin, dass *er* als zusätzliche Sicherheitsmaßnahme ein Kondom benutzt. In vielen Fällen erhält das Liebesleben dadurch wieder neuen Aufschwung.

Babys

Babys sind etwas Wunderbares, aber sie bringen meistens das Liebesleben eines Paares ganz schön durcheinander, vor allem in den ersten Monaten. Die meisten werdenden Väter können während der Wochen vor der Geburt problemlos auf Sex verzichten, weil sie Angst haben, sie könnten das Baby verletzen – diese Gefahr besteht allerdings nicht. Doch während sie darauf warten, dass der Bauch ihrer Partnerin wieder seine ursprüngliche Form annimmt, haben sie doch das Ziel vor Augen, ihr Liebesleben wieder so aufzunehmen wie früher. Das geht natürlich nicht so schnell. Frauen sind nach der Geburt normalerweise erst einmal erschöpft, und selbst wenn sie aus ärztlicher Sicht wieder Sex haben können, hat das für Frauen nicht unbedingt oberste Priorität.

Ich rate in solchen Fällen dazu, dass eine Frau feste Zeiten für Sex einplant, sobald der Arzt ihr grünes Licht gegeben hat. Aufgrund der neuen Situation ist sie emotional und körperlich meist so überwältigt, dass sie kein Bedürfnis nach Sex verspürt. Wenn sie aber trotzdem mit ihrem Partner schläft, wird sie sehr wahrscheinlich doch in Erregung geraten und das Zusammensein als lustvoll erleben. Auf jeden Fall verhindert sie dadurch, dass ihr Partner sexuell frustriert ist. Anstatt also Ihr Baby als Grund dafür anzugeben, dass Sie keinen Sex haben möchten – was psychologisch gesehen keine gute Idee wäre, da Sie auf diese Weise das Baby als trennenden Faktor zwischen sich und Ihren Partner stellen –, sollten Sie lieber nach möglichen Starthilfen für Ihr Liebesleben suchen.

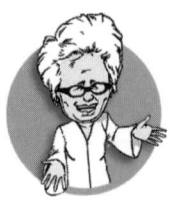

Wenn Sie sich in einer Situation befinden, die negative Auswirkungen auf Ihr Sexualleben hat, sollten Sie die notwendigen Schritte unternehmen, um Ihren Sexualtrieb wieder in Gang zu setzen.

Veränderungen bei höheren Semestern

Bei jungen Paaren halten sich die Veränderungen, auf die sie sich einstellen müssen, also meist in Grenzen. Ältere Paare hingegen müssen sich zahlreichen Herausforderungen stellen. Doch auch wenn das für Sie noch in weiter Ferne liegt, sollten Sie sich dieses Kapitel aufmerksam durchlesen – Sie müssen sich gut informieren, um gewappnet zu sein. Keine dieser Veränderungen muss eine Bedrohung für Ihre Beziehung sein, wenn Sie vorgewarnt sind und wissen, wie Sie mit der neuen Situation umgehen können. Treffen sie ein Paar jedoch aus heiterem Himmel, können sie großen Schaden anrichten. Wenn Menschen unerwartet damit konfrontiert werden, reagieren sie nämlich meistens negativ darauf. Und das kann eine Beziehung sogar vollständig zerstören.

Das Leere-Nest-Syndrom

Die Formulierung *leeres Nest* kann Schrecken einflößen oder Freude aufkommen lassen. In Verbindung mit dem Wort *Syndrom* weckt sie höchstwahrscheinlich negative Konnotationen. Diese Kombination weist darauf hin, dass eine Beziehung nur durch die Kinder zusammengehalten wurde. An diesem Punkt hat ein Paar dann nichts mehr miteinander gemeinsam; die Interaktionen waren jahrelang ausschließlich auf das Thema »Kinder« beschränkt. Ist der Nachwuchs dann ausgeflogen, sehen die Eltern sich mit der Realität konfrontiert: Es gibt nichts mehr, das sie zusammenhält.

Blanche und Edward

Ende August fuhren Blanche und Edward von dem College, wo sie ihr jüngstes, nun flügge gewordenes Kind abgesetzt hatten, zurück nach Hause. Sie waren beide traurig, dass ihre Tochter jetzt ebenfalls das Elternhaus verlassen hatte, aber normalerweise wäre die Traurigkeit bald in Freude umgeschlagen. Viele Eltern machen unter diesen Umständen nämlich die Erfahrung, dass ihr Liebesleben durch die zurückgewonnene Privatsphäre regelrecht wieder aufblüht.

Für Blanche und Edward jedoch waren sexuelle Eskapaden das Letzte, das den Verlust der Tochter hätte ausgleichen können. Stattdessen war diese Heimfahrt in absolutem Schweigen ein Vorgeschmack auf das, was kommen sollte.

In meiner Sprechstunde habe ich sehr häufig mit solchen Paaren zu tun, aber leider kann ich ihnen zu dem Zeitpunkt kaum noch helfen. Der Schaden ist bereits so groß, dass er nicht mehr zu reparieren ist. Es ist kein Riss, den man wieder nähen könnte; es ist vielmehr so, als hätte man die Beziehung in einzelne Fetzen gerissen. Das Leere-Nest-Syndrom lässt sich nicht mehr kurieren, wenn die Kinder ausziehen; damit muss man schon lange vorher beginnen. In diesem Fall führen nur Präventivmaßnahmen zum Erfolg. Jedes Paar muss eine Bestandsaufnahme vornehmen und prüfen, ob die Beziehung angeknackst ist. Falls ja, müssen beide Partner so schnell wie möglich entsprechende Maßnahmen ergreifen. Alle Eltern bringen Opfer für ihre Kinder, aber sie dürfen ihnen nicht ihre Beziehung opfern. Das ist zu viel verlangt. Paare müssen sich Zeit für gemeinsame Aktivitäten nehmen; nicht nur für Sex, sondern auch für gemeinsame Kinobesuche, Urlaub zu zweit und Abendessen mit Freunden – damit sie ein Paar bleiben und nicht zu zwei Fremden werden, die zufällig die gleichen Kinder großziehen.

Sarah und Harvey

Sarah und Harvey waren beide Ende 50. Beiden war aufgefallen, dass sie immer seltener Sex hatten. Sie hatten auch beide bemerkt, dass es Harvey nicht mehr erregte, wenn er Sarah nackt sah. Keiner von beiden sprach mit dem anderen über diese Veränderungen, aber beide waren zu demselben Schluss gelangt: Harvey fand seine Frau nicht mehr attraktiv. Harveys Lösung bestand darin, dass er sich im Internet Pornos ansah und sich selbst befriedigte. Sarah vermutete, ihr Mann hätte eine Affäre, und suchte in seinen persönlichen Sachen nach Beweisen. Als sie die Kreditkartenrechnungen überprüfte, entdeckte sie eine Abbuchung für ein Abendessen in einem Restaurant. Genau an dem Tag hatte Harvey sie angerufen, um ihr mitzuteilen, dass er länger arbeiten müsse und später als sonst nach Hause käme. Das war für Sarah Beweis genug. Sie wollte die Scheidung. Harvey erinnerte sich zunächst nicht mehr genau, was an jenem Abend vorgefallen war, doch dann fiel ihm ein, dass er mit einem Kollegen im Restaurant gegessen hatte und dass beide anschließend ins Büro zurückgekehrt waren, um ein Projekt abzuschließen. Glücklicherweise erklärten Sarah und Harvey sich bereit, eine Beraterin aufzusuchen – mich nämlich –, ehe sie ihre Anwälte aufeinander losließen.

Jüngere Männer haben sogenannte psychogene Erektionen. Das bedeutet, die Erektion tritt spontan ein, ohne eine körperliche Stimulation. Ein Mann sieht beispielsweise das

Foto eines nackten Mädchens oder seine Frau, die gerade aus der Dusche steigt, und schon ist sein Penis »einsatzbereit«. Ab einem gewissen Alter verliert ein Mann diese Fähigkeit. Wann genau, kann man nicht vorhersagen, das ist individuell verschieden. Im Allgemeinen vollzieht sich diese Veränderung, wenn ein Mann Ende 50 oder Anfang 60 ist. Bei Männern, die insgesamt nicht so besonders gut in Form sind, eventuell sogar schon Ende 40.

Es handelt sich dabei um ein Vorstadium der erektilen Dysfunktion. Diese Männer brauchen kein *Viagra* oder irgendein anderes Medikament – schließlich können sie noch Erektionen haben. Allerdings ist dazu eine körperliche Stimulation erforderlich. Mit anderen Worten: Wie ihre Frauen brauchen sie jetzt ein Vorspiel. Ich verstehe zwar, dass kein Mann diese Wendung der Ereignisse als positiv betrachten wird (Männer sind sehr eitel, wenn es um ihre Erektionen geht), aber katastrophal ist sie auch nicht. Diese Entwicklung kann jedoch ernste Konsequenzen nach sich ziehen, wenn beide Partner so reagieren wie Sarah und Harvey. Besser gesagt: *überreagieren.*

Hätten Sarah und Harvey gewusst, dass dieses Problem irgendwann auftauchen würde – und es erkannt, als es ihr Schlafzimmer erreichte –, so hätte ihr Sexualleben nur einen kurzen Rückschlag erlitten, von dem sie sich rasch erholt hätten. Doch weil beide völlig unvorbereitet waren, bauschten sie diese geringfügige Veränderung so sehr auf, dass sie fast ihre Ehe zerstört hätte.

296

Vielleicht ein Vorbote

Da der Wegfall psychogener Erektionen auf ein Kreislaufproblem hindeuten kann, sollte jeder Mann, bei dem dieses Problem schon sehr früh auftritt, möglichst bald eine Kontrolluntersuchung durchführen lassen und seinem Arzt von der Erektionsstörung berichten. Das gilt auch für ältere Männer, da sie ein erster Vorbote einer ernsthaften Herz-Kreislauf-Erkrankung sein kann.

Menopause

Die andere Veränderung, mit der Paare um die 50 konfrontiert werden, ist die Menopause.

Natürlich kommen nur Frauen in die Wechseljahre, aber diese Veränderung wirkt sich auf das Sexualleben beider Partner aus. Viele Frauen haben nach der Menopause Schwierigkeiten, in der Erregungsphase »feucht« zu werden, sodass der Sexualakt für sie dann mit Schmerzen verbunden ist. Allein das Einführen des Penis in die Vagina kann bereits schmerzhaft sein, wenn nicht sogar unmöglich. Dafür gibt es jedoch eine einfache Lösung: Das Paar muss ein künstliches Gleitmittel verwenden. Andernfalls ist Sex für die Frau schmerzhaft, und damit wäre das gemeinsame Sexualleben beendet.

Da die natürliche Befeuchtung der Vagina nicht nur dazu dient, Schmerzen zu verhindern, sondern auch ein körperliches Zeichen für die sexuelle Erregung der Frau ist, reagieren manche Männer verunsichert auf diese neue Situation. Sie wollen ihre Partnerin nicht fragen, ob sie bereit ist für den Geschlechtsakt; oder vermuten sogar, sie sei gar nicht erregt, weil ihre Scheide nicht feucht ist. (Und manche Frauen reagieren ähnlich; sie glauben nicht, dass sie erregt sind, oder unterdrücken diese Gefühle, weil sie nicht mehr genug natürliches Gleitmittel produzieren.)

Ein Paar muss sich zwar auf die körperlichen Veränderungen in Verbindung mit der Menopause einstellen, aber das Aussetzen des weiblichen Zyklus hat durchaus nicht nur negative Folgen für das Sexualleben beider Partner: Wenn eine Frau keine Periode mehr hat, bedeutet das auch, dass sie nun – falls es ihr beispielsweise zuvor unangenehm war, während der Menstruation mit ihrem Partner zu schlafen – jederzeit Sex haben kann. Auch die Tatsache, dass man sich nicht mehr um die Verhütung einer unerwünschten Schwangerschaft kümmern muss, kann ein psychischer Kick für das gemeinsame Liebesleben sein.

Erektile Dysfunktion

Ich habe Ihnen schon gesagt, dass Männer ab einem bestimmten Alter keine psychogenen Erektionen mehr haben. Einige Männer – nicht alle – verlieren allerdings irgendwann auch ihre Fähigkeit, überhaupt Erektionen zu haben. Diesen Zustand bezeichnet man als *erektile Dysfunktion*. In manchen Fällen steckt eine bestimmte Krankheit dahinter, beispielsweise Diabetes, aber oft wird die Erektionsstörung durch den Alterungsprozess des Herz-Kreislauf-Systems verursacht. Die Erektion des Mannes entsteht dadurch, dass mehr Blut in den Penis fließt; wenn das Herz-Kreislauf-System mit zunehmendem Alter schwächer wird, ist auch der Blutstrom in den Penis nicht mehr so stark. An dieser Stelle greifen Medikamente wie *Viagra*, *Levitra* und *Cialis*. Sie wirken auf das Herz-Kreislauf-System und ermöglichen dem Mann, *auf Wunsch* eine Erektion auszulösen. Das ist sehr wichtig. Diese Medikamente lösen selbst keine Erektion aus. Der Mann muss ein sexuelles Begehren spüren, damit es zu einer Erektion kommen kann. Aber seit diese Tabletten auf dem Markt sind, können auch Männer mit erektiler Dysfunktion, die ein sexuelles Begehren spüren, eine Erektion haben.

Es tut mir leid, Ihnen sagen zu müssen, dass diese Medikamente jedoch nicht für jeden Mann geeignet sind. Männer mit einer Herzerkrankung werden von ihrem Arzt wahrscheinlich zu hören bekommen, dass sie nicht zu den

Kandidaten zählen, denen er diese Tabletten verschreiben kann. In dem Fall gibt es andere Lösungen, beispielsweise operative Verfahren, bei denen Schwellkörpergewebe im Penis durch ein aufblasbares System ersetzt wird, das ein Mann aufpumpen kann, wenn er eine Erektion haben möchte. Bei der Entwicklung dieser Geräte hat man inzwischen enorme Fortschritte erzielt, sodass die betroffenen Männer mit den Ergebnissen durchaus zufrieden sind.

Ron und Emma

Ron und Emma waren seit über 40 Jahren verheiratet. Ihr ehemals sehr erfülltes Sexualleben war im Lauf der Zeit immer mehr verkümmert. Emma machte sich darüber keine großen Gedanken, aber als Ron zunehmend Probleme hatte, eine Erektion zu bekommen und aufrechtzuerhalten, war er sehr frustriert. Da er zu den Männern gehört, die nicht gern zum Arzt gehen, schob er den Besuch mehrere Jahre hinaus. Dann nahm er all seinen Mut zusammen und vereinbarte einen Termin, um das Problem mit seinem Arzt zu besprechen. Der gab ihm grünes Licht und ein Rezept, das Ron umgehend einlöste.

Ron hatte seiner Frau nicht erzählt, dass er zum Arzt gehen wollte. Zu Hause nahm er sofort eine Tablette, um seine Frau kurz darauf stolz mit seinem erigierten Penis zu überraschen – einem Anblick, den sie schon seit geraumer Zeit nicht mehr gewohnt war. Natürlich wollte er seine frisch aufpolierte »Ausstattung« gleich ausprobieren, aber der unerwartete Anblick seines erigierten Gliedes hatte keine positive Auswirkung auf Emmas Libido, ganz im Gegenteil: Sie forderte ihn auf, »das wegzutun« und sie in Frieden zu lassen. Dass dieser Vorfall zahlreiche Streitgespräche nach sich zog, versteht sich von selbst. Schließlich drohte die Ehe zu scheitern, als Ron vorschlug, sich wohl lieber nach einer neuen Partnerin umzuschauen, die seine neu errungenen Kräfte besser zu schätzen wüsste.

Das Problem, mit dem dieses Paar konfrontiert wurde, stellt sich immer dann, wenn ein Mann das gemeinsame Liebesleben durch ein Medikament wieder in Schwung bringen will, ohne seine Partnerin in diese Entscheidung mit einzubeziehen. Wie bereits mehrfach erwähnt, ist die Kommunikation über sexuelle Angelegenheiten von ganz entscheidender Bedeutung. Ron hätte Emma also erzählen müssen, was er vorhatte. Nicht, um ihr ein Vetorecht einzuräumen, sondern damit sie Gelegenheit hatte, sich an den Gedanken zu gewöhnen, dass er ihr Sexualleben wieder aufnehmen wollte. Und nachdem er die Pillen gekauft hatte, hätte er mit ihr einen geeigneten Zeitpunkt für die Einnahme vereinbaren müssen.

Jeder Fall ist zwar anders, aber ich halte es durchaus für angebracht, dass ein Mann seine Partnerin wieder ins Bett lockt – selbst wenn es ein paar Tage dauern sollte. Ich weiß: Er wird es kaum abwarten können, die Tablette zu nehmen, sobald er zu Hause ist, um auszuprobieren, ob

Für jedes Problem eine Lösung

Hat ein Paar längere Zeit keinen Sex gehabt, dürfen die beiden Partner nicht erwarten, dass ihr Sexualleben sofort wieder so sein wird wie vor 20 Jahren, nur weil der Mann eine dieser berühmten Pillen genommen hat. Sie ist wahrscheinlich mittlerweile in den Wechseljahren, sodass ein Gleitmittel erforderlich ist. Und da ältere Männer länger brauchen, bis sie zum Samenerguss kommen, muss dieses Mittel vielleicht mehrmals aufgetragen werden, damit der Sexualakt für die Frau nicht schmerzhaft ist. Wenn der Liebesakt beim ersten Mal zu lange dauert (was psychisch bedingt sein kann), sollten Sie aufhören, und sie sollte ihrem Partner auf andere Weise zu einem Orgasmus verhelfen. Denn sobald ein Punkt erreicht ist, wo es für die Frau unangenehm wird, besteht die Gefahr, dass sie eine Wiederholung dieser Erfahrung ablehnt. Daher sollte der Mann dafür sorgen, dass seine Partnerin auch einen Orgasmus erlebt, damit es für sie beide eine lustvolle Erfahrung ist.

sie »funktioniert«. Und vielleicht ist das auch möglich, wenn er rechtzeitig den Weg dafür ebnet. Doch je mehr Geduld ein Mann anfangs mit seiner Partnerin aufbringt, desto mehr wird sich das langfristig auszahlen. Wenn eine

Frau spürt, dass ihr Partner ihre Gefühle wirklich respektiert und sie in keiner Weise dazu drängt, mit ihm zu schlafen, wird sie sehr wahrscheinlich positiv reagieren. Je mehr sie sich jedoch unter Druck gesetzt fühlt, desto weniger wird sie den Liebesakt genießen. Und das wiederum wird sie in dem Glauben bestärken, dass Sex keine Aktivität ist, an der sie beteiligt sein möchte – und mit der Zeit weitere Konflikte verursachen.

Körperliche und seelische Probleme

Mit zunehmendem Alter häufen sich allmählich die gesundheitlichen – physischen wie psychischen – Probleme. Manche sind einfach nur lästig, andere lebensbedrohlich, und viele haben Auswirkungen auf das Sexualleben. Und da beide Partner gleichzeitig altern, steigt auch die Wahrscheinlichkeit, dass gesundheitliche Probleme auftreten, die sich negativ auf das Liebesleben auswirken. Doch auch bereits in jüngeren Jahren sind solche Schwierigkeiten möglich. Ich werde hier nicht die ganze Litanei potenzieller Erkrankungen herunterbeten. Stattdessen möchte ich Ihnen ein paar allgemeine Ratschläge geben, um sie für die meisten Auswirkungen dieser Probleme zu wappnen. Und der wichtigste Rat, den ich Ihnen diesbezüglich geben kann, lautet: *Sprechen Sie mit Ihrem Arzt.*

Wie Sie mit Ihrem Arzt über Sex sprechen

Wie wir gesehen haben, fällt es den meisten Menschen schwer, über ihr Sexualleben zu reden. Daher ist es auch nicht verwunderlich, dass Patienten Hemmungen haben, mit ihrem Arzt sexuelle Probleme zu besprechen. Und da Ärzte ebenfalls nur Menschen sind, lassen sie dieses Thema häufig einfach unter den Tisch fallen und ihren Patienten samt Partner allein. Ihr Sexualleben ist dann unter Umständen beendet – nicht, weil es nicht mehr funktionieren würde, sondern weil Ihnen die richtigen Informationen fehlen. In diesem Abschnitt geht es mir darum, das zu verhindern. Manchmal muss der Aufklärungsprozess vom Patienten eingeleitet werden. Mit anderen Worten: Nur weil Ihr Arzt ein Problem damit hat, Sie über die Auswirkungen Ihrer Erkrankung auf Ihr Sexualleben aufzuklären, oder sich nur sehr oberflächlich dazu äußert, sollten Sie nicht auf Ihr Liebesleben verzichten – ergreifen Sie lieber selbst die Initiative.

Sie könnten Ihre Fragen vor dem Arztbesuch aufschreiben. Damit ließe sich erstens vermeiden, dass Sie etwas Wichtiges vergessen (heutzutage geht es bei einem Arztbesuch ja meist recht hektisch zu). Zweitens wird es Ihnen mit dem Spickzettel in der Hand leichter fallen, über Ihr Anliegen zu sprechen, da Sie sich zu Hause in Ruhe die Formulierungen überlegen und notieren konnten, die Ihnen am besten über die Lippen kommen. Notfalls können Sie dem Arzt auch einfach den Zettel reichen und ihn bitten, die Fragen vorzulesen und zu beantworten.

Am liebsten würde ich Ihnen versprechen, dass Ihr Arzt für jedes Problem eine Lösung bereithält. Die Wahrheit sieht leider anders aus: Bei manchen Erkrankungen lassen sich die negativen Auswirkungen auf Ihr Sexualleben nicht vollständig verhindern; häufig aber doch mildern. Viele Medikamente reduzieren beispielsweise Ihre Libido (also Ihr Bedürfnis nach Sex). Meistens gibt es jedoch verschiedene Alternativen, die dieselbe gewünschte Wirkung auf Ihre Erkrankung haben, Ihre Lust jedoch weniger beeinträchtigen. Wenn Ihr Arzt Ihnen also erlaubt, ein anderes Medikament auszuprobieren, ist damit das Problem vielleicht nicht ganz gelöst, aber doch zum Teil.

Eine andere Schwierigkeit, bei der ein Arzt helfen kann, ist *Angst*. Angenommen, ein Partner ist herzkrank, und beide (oder auch nur einer von beiden) befürchten, Sex könnte einen Herzinfarkt auslösen – dann dämpft das natürlich die Libido. Gibt der Arzt jedoch grünes Licht, kann das beruhigend wirken. Kardiologen sollten das Thema Sex nach einem Herzinfarkt auf jeden Fall ansprechen, aber manche gehen nur sehr oberflächlich darauf ein oder gar nicht. Deshalb weise ich ausdrücklich darauf hin: Sprechen Sie das Problem an!

Einschränkungen überwinden

In meiner Fernsehsendung war einmal ein Quadriplegiker zu Gast – also ein Mann, der an allen vier Extremitäten gelähmt war. Trotzdem genoss er mit seiner Frau ein sehr erfüllendes Liebesleben. Viele Hindernisse, die auf den ersten Blick unüberwindbar scheinen, lassen sich also durchaus bewältigen – es kommt nur auf die richtige Einstellung an. Sicher stellen viele gesundheitliche Einschränkungen zunächst einmal ein Problem für das Liebesleben dar. Aber sie lassen sich oft überwinden, wenn man sich wirklich darum bemüht. Und meiner Meinung nach ist Sex zu wichtig – sowohl für jeden von Ihnen als Individuum als auch für Ihre Beziehung –, um sich einfach kampflos geschlagen zu geben. Ich habe schon Paaren geholfen, ihr Sexualleben wieder in Gang zu bringen, die weit über 80 waren – ich weiß also, dass es möglich ist. Und ich weiß auch, dass die Belohnung für Ihre Mühen jede Anstrengung wert ist. Gehen Sie also niemals davon aus, dass Ihr Sexualleben abgeschlossen ist, nur weil Sie aufgrund eines gesundheitlichen Problems vorübergehend die Pause-Taste drücken müssen!

Wenn es sich um ein seelisches Problem handelt

Bisher haben Sie vielleicht den Eindruck gewonnen, nur körperliche Beschwerden hätten negative Auswirkungen auf Ihr Sexualleben. Für psychische Erkrankungen trifft das jedoch ebenso zu. Und das größte Problem in dieser Kategorie ist die *Depression*. Selbst eine leichte Depression kann an Ihrer Libido zehren; und die Medikamente, die depressiven Menschen meistens verschrieben werden, haben oft denselben Effekt.

Der oder die Betroffene verspürt vielleicht kein Bedürfnis nach Sex, aber der Partner leidet in diesem Fall gleich doppelt: Er muss sich nicht nur fürsorglich um den kranken Partner kümmern, sondern auch auf Sex verzichten. Die Lösung in diesen Fällen, bei denen in absehbarer Zukunft keine Aussicht auf ein gemeinsames Sexualleben besteht, ist die Selbstbefriedigung. Mir ist schon klar, dass das keine ideale Alternative ist, aber es ist immer noch besser, als sexuell frustriert zu sein. Wenn Sie jemanden pflegen müssen, der irgendein gesundheitliches Problem hat, dann macht Sie das schon ein bisschen gereizt. Sie sollten also in Ihrem eigenen Interesse und im Interesse Ihres Partners nicht noch zusätzlichen Stress in Ihr Leben bringen, indem Sie Ihre sexuellen Bedürfnisse vernachlässigen. Weitere Informationen zum Thema Masturbation finden Sie in ab Seite 230.

Probleme mit dem Selbstwertgefühl

Mit zunehmendem Alter verändert sich unser Körper, und in den meisten Fällen leider nicht zum Positiven – wenigstens nicht in dem Sinne, wie uns das Hollywood und die Designer dieser Welt weismachen wollen. Wir leben in einer Kultur des Jugendwahns, und die meisten Menschen – vor allem weiblichen Geschlechts – verwenden sehr viel Energie darauf, möglichst jung auszusehen. Aber da Sie diese Schlacht nie gewinnen können, wird sich Ihr Aussehen im Lauf der Jahre zwangsläufig verändern.

Normalerweise ist das ein allmählicher Prozess, sodass die meisten Menschen sich an die körperlichen Veränderungen gewöhnen, ebenso wie ihre Partner. Doch manchmal fällt die Veränderung auch plötzlicher aus, etwa während einer Schwangerschaft oder einer Krankheit wie Brustkrebs. Und manche Menschen sind selbst mit den allmählichen Veränderungen überfordert.

Bernie und Camille

Als Teenager hatte Camille eine perfekte Figur und sie liebte es, am Strand im Bikini alle Blicke auf sich zu ziehen. Aber nach der Geburt ihrer Kinder kam sie einfach nicht wieder auf ihr altes Gewicht – sie war nicht mehr stolz auf ihren Körper, sondern schämte sich dessen. Ihr Mann Bernie fand dagegen, dass sie früher eher ein bisschen zu dünn war. Ihn störte es überhaupt nicht, dass sie jetzt etwas mehr Fleisch auf den Rippen hatte, ganz im Gegenteil: In seinen Augen war sie jetzt erst recht sexy! Sein Problem bestand vielmehr darin, dass Camille nun alles daransetzte, ihren Körper vor ihm zu verstecken. Sie trug immer sehr weite Kleidung, die ihre Kurven verbarg, und schloss sich zum An- und Auskleiden im Badezimmer ein. Beide hatten zwar noch Sex, aber immer nur unter der Bettdecke. Das war für Bernie sehr frustrierend, weil er die visuellen Anreize brauchte, um in Erregung zu geraten. Immer wieder versuchte er, seine Frau davon zu überzeugen, dass er sie sehr sexy und attraktiv fand; doch seine Worte konnten nicht verhindern, dass ihr Selbstwertgefühl immer mehr zusammenschrumpfte.

Ich habe nicht nur Paare wie Bernie und Camille behandelt; ich bekomme auch häufig Briefe von Männern, denen es ebenso geht wie Bernie. Diese Männer verstehen nicht, warum ihre Komplimente nicht ausreichen, um die Gefühle ihrer Partnerinnen hinsichtlich ihres Körpers zu ändern – wenigstens in der trauten Zweisamkeit zu Hause.

Der Grund ist natürlich, dass mangelndem Selbstbewusstsein oft eine viel umfassendere Problematik zugrunde liegt als ein paar zugelegte Pfunde. Meistens braucht ein Mensch mit geringem Selbstwertgefühl die Hilfe eines Therapeuten, um die eigentliche Ursache herauszufinden und zu beheben.

Minderwertigkeitsgefühle können zwar in jeder Lebensphase auftreten, meist verschlimmern sich die Probleme jedoch, je mehr Spuren der Alterungsprozess auf unserem Körper hinterlässt. In einer langjährigen Beziehung altern ja zum Glück beide Partner. Und man kann nur hoffen, dass beide die Veränderungen ihres Aussehens gegenseitig akzeptieren können. Nachdem man so viele Jahre zusammen verbracht hat, sollte die Beziehung so stark sein, dass ein paar zusätzliche Falten oder Pfunde keine Rolle spielen.

Den Alterungsprozess können Sie zwar nicht aufhalten – Schönheitsoperationen oder andere medizinische Eingriffe sind meiner Ansicht nach nicht empfehlenswert –, aber für Ihr seelisches Wohlbefinden rate ich Ihnen dringend dazu, sich nicht kampflos geschlagen zu geben. Mit anderen Worten: Sie sollten sich körperlich fit halten und auf Ihre Ernährung achten. Damit zeigen Sie sich und Ihrem Partner, dass Sie sich um Ihr Aussehen kümmern – und dass Veränderungen, die dennoch auftreten, nicht in Ihrer Macht stehen. Diese positive Einstellung wirkt sich auch auf Ihre Partnerschaft und Ihr Liebesleben aus. Geben Sie dagegen auf und sagen: »Es hat keinen Zweck zu kämpfen«, so hat das negative Auswirkungen. Werden Sie also aktiv – nicht, weil Sie den Alterungsprozess aufhalten könnten, sondern weil Ihre positive Einstellung Wunder für Ihre Partnerschaft vollbringen wird.

Geheimnis Nr. 10
Solo-Sex ist erlaubt

Da dieses Buch an Paare gerichtet ist, finden Sie es vielleicht merkwürdig, dass ich dem Thema Selbstbefriedigung darin ein ganzes Kapitel widme. Dafür gibt es im Wesentlichen zwei Gründe: Erstens hat Masturbation in einer Partnerschaft durchaus ihren Platz; die zahlreichen falschen Vorstellungen, die man sich von dieser Aktivität macht, haben jedoch zu einer großen Verwirrung darüber geführt, welchen. Und zweitens besteht die Gefahr des Missbrauchs, auch darauf möchte ich eingehen.

Jeder tickt anders

Manchmal haben Sie zur Essenszeit einen Bärenhunger, an anderen Tagen einfach keinen Appetit. Mit anderen Worten: Ihr Bedürfnis nach Essen ändert sich von Tag zu Tag. Dasselbe gilt für Ihre Lust auf Sex. An manchen Tagen sehnen Sie sich danach, an anderen lässt Sie der

Gedanke daran vollkommen kalt. Ich möchte an dieser Stelle gern einen der typischen Hilferufe zitieren, mit denen Menschen sich immer wieder an mich wenden:

»Mein Mann hat nur gelegentlich Lust auf Sex. Ich dagegen würde am liebsten mindestens jeden zweiten Abend mit ihm schlafen. Außerdem bin ich sehr zärtlich, er dagegen nicht. Wie kann ich ihn dazu bringen, dass er öfter mit mir schläft und liebevoller ist? Ich bin 51, er 45 Jahre alt. Wir sind seit zehn Jahren verheiratet. Bitte helfen Sie mir!«

Manchmal beklagt sich die Frau über zu wenig Sex, manchmal der Mann. Tatsache ist jedoch, dass jeder Mensch ein unterschiedlich großes Bedürfnis nach Sex hat. Und bei jedem Einzelnen kann es sich von Tag zu Tag, von Monat zu Monat und von Jahr zu Jahr ändern, sodass in einer bestimmten Phase der eine Partner mehr Sex möchte als der andere, dann wiederum kann es sich auch ins Gegenteil verkehren.

Soweit ich weiß, gibt es bisher noch keine Möglichkeit, die sexuellen Bedürfnisse zweier Menschen so aufeinander abzustimmen, dass beide gleich häufig Lust auf Sex haben. Es gibt kein Medikament, kein Vitaminpräparat, keinen Diätplan oder sonst etwas, das dieses Wunder vollbringen könnte. Jedes Paar muss einfach für sich einen Kompromiss finden, mit dem beide leben können. Und manchmal schließt dieser Kompromiss auch Masturbation ein.

Wenn der Sexualtrieb beider Partner unterschiedlich stark ausgeprägt ist, und der eine Partner masturbiert, um nicht sexuell frustriert zu sein, dann gibt es daran überhaupt nichts auszusetzen. Anders liegt der Fall allerdings, sobald sich jemand lieber selbst befriedigt, als Sex mit seinem Partner zu haben – denn dann ist sein Partner früher oder später sexuell frustriert. Dient die Masturbation jedoch lediglich der Befriedigung des einen Partners, ohne dem anderen dadurch etwas wegzunehmen, dann ist das vollkommen in Ordnung. Der Geheimtipp zum Thema Selbstbefriedigung lautet also:

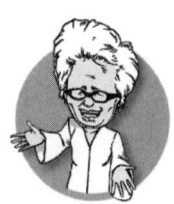

Nehmen Sie sich die Freiheit zu masturbieren, solange Ihr Partner dadurch nicht zu kurz kommt.

Andere Möglichkeiten

Selbstverständlich ist überhaupt nichts dagegen einzuwenden, seinen Partner sexuell zu befriedigen, ohne selbst zum Orgasmus zu kommen. Frauen haben es da wahrscheinlich leichter, weil sie sich – platt ausgedrückt – einfach nur hinlegen müssen, während ihr Partner die »Arbeit« übernimmt. Doch auch Männer können ihre Partnerin mithilfe ihrer Finger, ihrer Zunge oder eines Vibrators zum

Orgasmus bringen. Ein Vibrator eignet sich vor allem dann, wenn ein Mann zu müde ist für Sex, da diese Methode am wenigsten Energie erfordert. Der Vorteil dieses Verhaltens – also den anderen zum Höhepunkt zu bringen, ohne auf einem eigenen zu bestehen – besteht darin, dass die Befriedigung dennoch ein gemeinsames Erlebnis ist und auch andere Zeichen der Zuneigung einschließen kann wie Küsse und Umarmungen. Diese Lösung ist in jedem Fall vorzuziehen, aber es gibt auch noch die eine oder andere Alternative.

Mary und Phil

Mary und Phil arbeiteten beide im selben Unternehmen, aber in unterschiedlichen Schichten. Einerseits war das für beide eine gute Lösung, weil ihre Kinder auf diese Weise mehr Zeit mit einem Elternteil verbringen konnten statt mit einem Babysitter. Außerdem sparten Mary und Phil viel Geld bei der Kinderbetreuung. Doch die unterschiedlichen Arbeitszeiten waren nicht gut für ihr Liebesleben; vor allem, da einer von beiden manchmal am Wochenende arbeiten musste, oder sogar beide.

Mary war meistens so erschöpft, dass es ihr eigentlich nichts ausmachte, dass sie nicht öfter als ein Mal im Monat miteinander schliefen. Aber Phil brauchte die sexuelle Befriedigung. Ab und zu erlaubte Mary ihm, sie für einen Quickie zu wecken. Meistens masturbierte Phil jedoch, wenn er das Bedürfnis nach einem Orgasmus hatte.

Die beiden landeten schließlich in meiner Praxis, weil Mary Phil eines Tages dabei ertappt hatte, wie er sich einen erotischen Film auf DVD ansah und sich dabei selbst befriedigte. Sie brauchten meine Hilfe, um den Riss zu kitten, der dadurch in ihrer Beziehung entstanden war. Phils Masturbation war zum Teil deswegen ein Problem für Mary, weil sie sich schuldig fühlte, dass sie nicht öfter mit Phil schlief. Sie hatte das Gefühl, sie müsste mit diesen Frauen im Film konkurrieren, während sie für Phil lediglich ein Mittel zum Zweck waren. Sie versetzten ihn in Erregung, aber er fühlte sich emotional überhaupt nicht zu ihnen hingezogen. Und in der Sprechstunde sagte er, er hätte viel lieber Sex mit seiner Frau als zu masturbieren, aber es sei einfach zu selten Gelegenheit dazu.

Manche sprechen in solchen Fällen vom »Kampf der Geschlechter«. Und ein Grund für diesen Kampf ist sexuelle Unaufgeklärtheit – Wissenslücken in Bezug auf die menschlichen Sexualfunktionen. Häufig werden die Probleme dadurch verursacht, dass *Männer* etwas nicht akzeptieren, was die weiblichen Bedürfnisse betrifft. Und manchmal, wie in unserem Beispiel, sind *Frauen* nicht bereit hinzunehmen, wie Männer sexuell ticken. Diese Kämpfe sind sinnlos, weil keine Seite gewinnen kann: Man muss einfach wissen, wie der Partner sexuell »funktioniert«.

Eine Frau kann beispielsweise nur durch die Stimulation ihrer Klitoris zum Orgasmus kommen. Die Frage nach dem »Warum« ist sinnlos, auch wenn noch so viele Pornofilme den Männern vorgaukeln, Frauen würden allein durch den Geschlechtsakt befriedigt. Und Männer sind sehr viel stärker als Frauen auf visuelle Reize angewiesen, um erregt zu werden. Es wäre also albern, das als persönliche Beleidigung aufzufassen. Ich predige den Männern zwar immer, sie sollten im Beisein ihrer Partnerin nicht anderen Frauen nachgaffen, weil das rücksichtslos ist. Aber jede Frau, die von ihrem Partner erwartet, beim Anblick einer anderen Frau, die sexy aussieht, nicht in Erregung zu geraten, ist einfach nicht realistisch. (Das heißt übrigens noch lange nicht, dass Ihr Mann Sex mit der anderen Frau haben möchte.) Ebenso könnte man sich darüber aufregen, dass die Sonne im Winter früher untergeht als im Sommer. Es gefällt Ihnen vielleicht nicht, wenn es so früh dunkel wird – aber dagegen können Sie nichts machen. Das ist einfach so.

Im zweiten Teil dieses Kapitels werde ich noch genauer auf die Probleme eingehen, die Masturbation nach sich ziehen kann. Im Moment möchte ich Ihnen nur Folgendes sagen: Sollte Selbstbefriedigung in Ihrer Partnerschaft erforderlich sein, müssen Sie Ihrem Partner die Freiheit einräumen, dabei die Technik anzuwenden, die er oder sie für geeignet hält. Sobald Sie spüren, dass Sie eifersüchtig werden – sei es auf bestimmte Bilder oder einen Vibrator –, müssen Sie Möglichkeiten finden, öfter mit Ihrem

Partner zu schlafen. Aber das wäre wahrscheinlich keine langfristige Lösung, weil Sie es Ihrem Partner bald verübeln würden, dass er so häufig Sex haben möchte. Deshalb ist es wohl besser, Sie gewähren Ihrem Partner die Freiheit, so zu masturbieren, wie er das für richtig hält.

Respektieren Sie die Gefühle Ihres Partners

Dieser Freiraum darf keine Einbahnstraße sein. Ebenso, wie Sie Ihrem Partner die Möglichkeit einräumen, ungestört zu masturbieren, muss dieser umgekehrt auch Ihre Privatsphäre respektieren. Anders ausgedrückt: Ob jemand vor seinem Partner masturbieren sollte oder nicht, müssen beide gemeinsam entscheiden. Das gilt vor allem, sobald jemand sich im Bett befriedigt, während der Partner oder die Partnerin daneben liegt und nicht einschlafen kann. Doch auch sonst gibt es keinen Grund, demonstrativ vor seinem Partner zu masturbieren, wenn dieser sich dabei unbehaglich fühlt. Und jedem, der an dieser Stelle protestiert und wissen möchte, warum er allein masturbieren soll, wenn er es doch nur deswegen tut, weil gemeinsamer Sex aus verschiedenen Gründen gerade nicht möglich ist, möchte ich Folgendes antworten: Wenn Sie in einer Beziehung leben, gehe ich davon aus, dass Sie Ihren Partner oder Ihre Partnerin lieben. Und wenn man jemanden liebt, möchte man nicht, dass er traurig ist. Wenn es Ihren Partner also in irgendeiner Weise bedrückt, wenn Sie sich in seinem Beisein selbst befriedigen, ziehen Sie sich an einen Ort zurück, an dem Sie ungestört sind. Dasselbe gilt für erotische Bilder oder Filme, die Sie sich ansehen möchten, oder auch einen Vibrator – fühlt Ihr Partner sich bei diesem Anblick unwohl, lassen Sie die Sachen nicht einfach achtlos herumliegen. Andererseits sollte der Partner auch nicht in den Privatsachen herumschnüffeln, um herauszufinden, wie der andere masturbiert – immer vorausgesetzt, dass durch die Selbstbefriedigung nicht die Beziehung gefährdet wird.

Masturbation während bestimmter Phasen

Vielleicht haben Sie aus meinen bisherigen Ausführungen zum Thema Solo-Sex den Eindruck gewonnen, es handele sich dabei um eine Dauerlösung. Das ist jedoch häufig nicht der Fall. Viele Männer masturbieren zum Beispiel dann, wenn ihre Partnerin während der letzten Schwangerschaftswochen keinen Sex haben möchte. Und auch während der ersten Zeit nach der Geburt des Babys, solange die Frau ihr Sexualleben noch nicht wieder aufnehmen kann. Und im Lauf einer Partnerschaft gibt es sicher noch andere Zeiten, wo Selbstbefriedigung als Alternative zum gemeinsamen Sex infrage kommt, beispielsweise wenn ein Partner über einen längeren Zeitraum krank

ist oder beide Partner aus beruflichen Gründen vorübergehend in verschiedenen Städten wohnen.

In diesen Fällen sollte man sich nicht schuldig fühlen,
weil man masturbiert; und der Partner sollte keine Nach-
forschungen darüber anstellen, wie das geschieht – weder
offen noch heimlich. Hat jemand nicht die Möglichkeit,
seine sexuellen Bedürfnisse zusammen mit dem Partner
zu befriedigen, schadet Masturbation nicht, sondern trägt
sogar zum Erhalt der Beziehung bei.

Vorsicht vor Extremen

Es gibt fast kein menschliches Verhalten, das nicht vom
Positiven ins Negative umschlägt, sobald man ein bestimmtes Maß überschreitet. Wir alle müssen atmen. Wenn man
jedoch hyperventiliert, also die Atmung über den Bedarf
des Körpers hinaus steigert, kann das lebensgefährlich
sein. Jeder Mensch muss essen. Aber schauen Sie sich nur
an, wie viele Menschen heute übergewichtig sind! Ganz
zu schweigen von den bekannten Suchterkrankungen, die
durch Alkohol, Drogen oder Glücksspiele ausgelöst werden. Ebenso ist es mit der Masturbation: Manche Menschen übertreiben es einfach.

Eine solche Übertreibung liegt vor, sobald sich jemand
lieber selbst befriedigt, als mit seinem Partner zu schla-

fen, obwohl dieser das gerne möchte. Das ist eindeutig ein Problem, das gravierende Folgen haben kann.

Greg und Joan

Greg hatte seinen Job in der Versicherungsbranche verloren und fand einfach keine neue Anstellung. Nach einem Jahr war er immer noch arbeitslos. Doch obwohl er den ganzen Tag zu Hause war, während seine Frau Joan zur Arbeit ging, hatte er nicht das Gefühl, irgendwelche Haushaltstätigkeiten übernehmen zu müssen. Kam Joan abends nach Hause, stand daher weder ein Abendessen auf dem Tisch noch waren Lebensmittel eingekauft. Die Wohnung war ein einziges Chaos, in dem sich Berge ungewaschener Wäsche stapelten. Greg war zwar gern bereit, echte »Männerarbeit« zu übernehmen – also beispielsweise defekte Wasserhähne zu reparieren –, aber er weigerte sich, irgendetwas zu tun, das seiner Ansicht nach »unter seiner Würde« war. Noch dazu in einer Lebensphase, wo er seine Rolle als Ernährer gerade nicht ausüben konnte und sich in seiner Männlichkeit besonders leicht verletzt fühlte. Joan war deswegen natürlich wütend auf ihn, aber da sie wusste, wie schlecht er sich wegen seiner Arbeitslosigkeit fühlte, nahm sie sein Verhalten meistens kommentarlos hin. Kam Greg jedoch auf das Thema Sex zu sprechen, teilte sie ihm mit, sie sei zu müde, weil sie neben ihrem Beruf noch die gesamte Hausarbeit erledigen müsse. Da Greg tagsüber nicht viel zu tun hatte, machte es ihm nicht besonders viel aus, dass er nicht mit seiner Frau schlafen konnte. Schließlich hatte er jede Menge Gelegenheiten, um zu masturbieren. Doch je seltener die beiden miteinander schliefen, desto angespannter wurde ihre Beziehung.

Das Problem, dass in einer Partnerschaft Masturbation an die Stelle des gemeinsamen Liebeslebens tritt, ist nicht neu. Aber bis vor kurzem hing das immer mit einem Partnerschaftsproblem zusammen, wie in unserem Beispiel. Wer mit seinem Partner gerade nicht gut auskommt, masturbiert lieber, als die intime Nähe zum Partner zu suchen. Das muss übrigens gar nicht bewusst geschehen. Häufig weiß der Betreffende gar nicht, warum er eigentlich keine Lust auf Sex mit seinem Partner hat. Eine junge Mutter, die sich bei der Betreuung des gemeinsamen Babys von ihrem Mann allein gelassen fühlt, kommt vielleicht gar nicht auf die Idee, dass ihr sexuelles Desinteresse irgendetwas damit zu tun haben könnte. Hat es aber. Doch während diese Zusammenhänge schon lange bekannt sind, ist das gemeinsame Liebesleben heute noch einer ganz anderen Gefahr ausgesetzt, wie Sie im folgenden Kapitel sehen werden.

Gefahr Internet

In letzter Zeit bekomme ich sehr viel Post von Frauen, die sich darüber beklagen, dass ihre Männer entweder nur noch selten mit ihnen schlafen oder überhaupt nicht mehr, weil sie den erotischen Verlockungen erliegen, die das Internet ihnen bietet. Allerdings gibt es durchaus auch Frauen, die dieser Versuchung zum Opfer fallen. Für manche Paare wird das Internet nicht wegen der erotischen Bilder zum Problem, sondern weil einer der Partner zu viel Zeit beim Chatten verbringt – meistens handelt es sich in diesen Fällen um Frauen.

Das Internet hat so viele Facetten unseres Lebens verändert, da ist es nicht verwunderlich, dass es auch unser Sexualleben beeinträchtigt. Internetseiten, die ausschließlich Erwachsenen vorbehalten sind, weisen die höchsten Besucherzahlen auf. (In letzter Zeit werden diese Seiten etwas seltener angeklickt, aber immer noch weit häufiger als andere Internetseiten.) Bei diesem Angebot an erotischen Verlockungen überrascht es nicht, dass manche Männer sich in diesem besonderen Netz verfangen.

Zwei Verlockungen

Ich glaube, es gibt zwei unterschiedliche Verlockungen, die unabhängig voneinander die Anziehungskraft des Internets auf Männer erklären. Die erste ist ja ganz offensichtlich: Männer schauen sich gern Bilder an, die sie in Erregung versetzen. Und daran mangelt es im Internet wirklich nicht, die meisten stehen sogar vollkommen kostenlos zur Verfügung. Aber ich denke, bei diesem ganzen Prozess spielt noch ein anderer Aspekt eine Rolle, und das ist der männliche Jagdinstinkt. Denn wie sonst wäre es zu erklären, dass Männer Tag für Tag kostbare Freizeit opfern, um sich stundenlang Bilder von nackten Frauen anschauen? Sicher, Männer haben gern Abwechslung. Aber nach 10 000 Bildern dürfte die Variationsbreite eines nackten Busens wirklich erschöpft sein. Ich glaube vielmehr, dass bei einem so großen Angebot von nackten Brüsten und sonstigen Körperteilen, die man sich ansehen kann, irgendwann der männliche Jagdinstinkt erwacht und es nur noch um das Jagen an sich geht. Es wäre doch kein Problem, sich das erste Bild einer nackten Frau anzuschauen, dabei zu masturbieren und den Computer dann auszuschalten. Bleibt ein Mann jedoch ein oder zwei Stunden dort sitzen, sucht er mehr als nur ein erregendes Foto.

Und was? Das ist wahrscheinlich bei jedem Mann ein bisschen anders, aber es gibt doch ein paar grundsätzliche Mechanismen, die hier am Werk sind: Manche Männer haben eine besondere Vorliebe, die fast wie ein Fetisch für sie ist. Das kann ein bestimmter Körperteil sein – beispielsweise die Brüste – oder ein besonderer Frauentyp – etwa asiatische oder sehr mollige Frauen.

Manche Männer haben auch einen richtigen Fetisch, sie schwärmen zum Beispiel für Füße oder Frauen in Latexkleidung. Wenn ihre Partnerin sich weigert, diese Vorliebe zu unterstützen, kann der Mann sein Bedürfnis bis zu einem gewissen Grad befriedigen, indem er sich entsprechende Bilder im Internet anschaut.

Andere suchen vielleicht Fotos von Frauen, die einer ehemaligen Freundin ähneln, oder sogar ein aktuelles Bild von dieser Freundin. Oder von einem prominenten Star, zu dem sie bestimmte Fantasievorstellungen entwickelt haben. Doch ganz egal, wonach sie genau suchen: Dieses Bedürfnis zu suchen ist der Grund, warum sie so viel Zeit im Internet verbringen; und der Wunsch, sich nackte Frauen anzusehen. Das Problem ist, dass, unabhängig von der eigentlichen Ursache, ihr nahezu zwanghaftes Verhalten erhebliche Auswirkungen auf die Beziehung zu ihrer Partnerin haben kann.

Wie gesagt, ist überhaupt nichts gegen Selbstbefriedigung einzuwenden, um sexuellen Druck abzubauen, wenn der Partner nicht so häufig Sex haben möchte. Aber in den Briefen, die ich bekomme, flehen die Frauen (manchmal sind es auch Männer) ihren Partner regelrecht an, mit ihnen zu schlafen, werden aber regelmäßig abgewiesen, da der Betreffende sich lieber Erotika ansieht und dabei masturbiert. Oder, falls es sich um Frauen handelt, Cybersex bevorzugt.

Das Heimtückische am Internet ist die leichte Verfügbarkeit unendlich vieler Bilder. Früher haben Männer sich einschlägige Zeitschriften gekauft, später kamen sie mit Videos oder DVDs nach Hause. Aber da war der Schaden einigermaßen begrenzt. Meine Vermutung geht dahin, dass der Computer diese Männer auf zweierlei Weisen anlockt: Die erotischen Inhalte spielen mit Sicherheit eine Rolle, aber auch die Möglichkeit, nach diesen Inhalten zu »jagen«.

Tief in ihrem Inneren sind alle Männer Jäger, weshalb sie sich instinktiv nach der Jagd sehnen. Erotische Bilder in begrenzter Zahl waren schon lange verfügbar, ehe es in jedem Haushalt einen DSL-Anschluss gab. Deshalb meine ich, dass die plötzliche Verschärfung des Problems mit etwas anderem zusammenhängen muss als nur mit dem Bedürfnis, sich Erotika anzuschauen.

Warum das wichtig ist? Aus zwei Gründen: Erstens verübeln Frauen ihrem Partner, dass er sich Bilder von nackten Frauen ansieht, weil sie diese Frauen als Konkurrentinnen erleben. Und je häufiger er sich solche Bilder ansieht und je häufiger er diese sexuelle Befriedigung dem realen Sexualakt mit ihr vorzieht, desto schlechter fühlt sie sich. Die Botschaft, die ich an dieser Stelle gern vermitteln möchte, lautet: Es sind nicht überwiegend die erotischen Bilder, die einen Mann dazu bringen, Abend für Abend stundenlang im Internet zu surfen; die Attraktivität besteht vor allem in dem immensen Umfang des Angebots. Eine Zeitschrift wie den *Playboy* blättert ein Mann durch, schaut sich die Nacktfotos an, und das war's dann. Beschränkt er sich dabei auf ein bis zwei Zeitschriften im Monat, bestünde bereits ein sehr viel geringeres Risiko, dass seine Frau dadurch vernachlässigt wird. Aber die Anzahl der Suchoptionen im Internet ist unbegrenzt. Wenn Millionen von Bildern im Netz verfügbar sind – und jeden Tag werden es mehr –, ist es unmöglich, sich alle Bilder anzuschauen. Der Reiz bleibt also immer bestehen. Und selbst die Befriedigung nach einem Orgasmus beendet die Suche nicht unbedingt. Dieses Angebot übt eine ähnliche Anziehungskraft aus wie Fernsehserien, vor allem Seifenopern – man will immer wissen, was als Nächstes passiert. Eine Frau hat es also nicht mit einer konkreten Konkurrentin zu tun und muss beispielsweise gegen Miss Juli antreten. Die Faszination ist eher mit der eines Golfplatzes zu vergleichen: Ein Mann muss immer wieder hinfahren, um auszuprobieren, wie gut er inzwischen ist. Wenn es so leicht wäre, jedes Loch mit einem Schlag zu treffen, wäre der Golfplatz leer. Gerade die Herausforderung macht die Sache jedoch so verlockend. Und das ungeheure Angebot an erotischen Bildern im Internet stellt eine ähnliche Herausforderung dar – noch dazu mit einer gehörigen Dosis Sex, die den Internetnutzer garantiert in Erregung versetzt.

Auswege

Offenbar gedeiht eine Partnerschaft ohne Sex nicht. Häufig überlebt sie nicht einmal. Und das Internet wird nicht verschwinden. Dieses Reservoir an erotischen Bildern wird wohl erhalten bleiben. Welchen Ausweg kann es angesichts dieser Situation für Paare geben, für die das Internet zum Problem geworden ist?

Lassen Sie mich mit einem Vergleich beginnen. Es gibt Familien, die durch Alkohol, Drogen oder Glücksspiele zerstört werden. Dennoch findet man in fast jedem Haushalt Alkohol, und er hat in den meisten Fällen keine negativen Auswirkungen. Manche Menschen sind besonders suchtgefährdet. Sie geraten leicht in Abhängigkeit, sobald sie der Verlockung des Alkohols erst einmal nachgegeben oder sich auf Glücksspiele oder Pornografie eingelassen haben. Einige der Methoden, die bei Suchterkrankungen allgemein angewendet werden, lassen sich auch auf Menschen übertragen, die süchtig nach Pornografie sind.

Sobald eine Frau ihren Mann auf dieses Thema anspricht, wird er zuerst leugnen, damit überhaupt ein Problem zu haben. Und zwar deswegen, weil er sich schuldig fühlt. Er weiß im Grunde sehr wohl, dass er ein Problem hat. Spricht seine Frau ihn dann noch in einem anklagenden Ton an, wird er aller Wahrscheinlichkeit nach die Sache weiterhin abstreiten. Oder er wird ihr versprechen aufzuhören, bei der nächstbesten Gelegenheit jedoch in seine alte Verhaltensweise zurückfallen. Auf Konfrontationskurs zu gehen und der inneren Wut freien Lauf zu lassen ist also nicht die richtige Strategie.

Eine Frau sollte in einer solchen Situation zu ihrem Mann sagen: »Schatz, ich liebe dich wirklich sehr, aber dass du dir ständig pornografische Bilder im Internet ansiehst, wirkt sich sehr negativ auf unser Liebesleben und auf unsere Beziehung aus. Und ich bin sehr traurig darüber. Wir können dieses Problem aber ganz einfach lösen: Ich werde einen Filter installieren, der die entsprechenden Seiten blockiert. Ansonsten werde ich nicht jede DVD oder Zeitschrift hier im Haus auf pornografische Inhalte untersuchen, aber ich will nicht mehr, dass diese Bilder über unseren Computer verfügbar sind. Damit muss endgültig Schluss sein.«

Wie gesagt, der Sexualtrieb ist bei jedem Menschen unterschiedlich stark ausgeprägt. In diesem Szenario verlangt die Frau von ihrem Mann also nicht, grundsätzlich darauf zu verzichten, sich erotische Bilder anzusehen und dabei selbst zu befriedigen. Sie schlägt lediglich vor, die Quelle auszuschalten, die dazu geführt hat, dass Masturbation zu einer Sucht geworden ist.

Sie sollten sich in diesem Fall übrigens nicht auf eine Diskussion einlassen. Ich bin davon überzeugt, dass viele Männer in dieser Situation innerlich einen tiefen Seufzer der Erleichterung ausstoßen werden. Sie werden heilfroh sein, dass ihre Frau ihnen hilft, die Beziehung zu retten, weil sie wissen, dass sie es allein nicht schaffen würden, der Versuchung zu widerstehen. Manche Männer werden jedoch ihre Frau auch anschreien und ihr drohen, sie solle nur ja nicht wagen, einen solchen Filter zu installieren. In dem Fall sollte sie »Okay« sagen, das Thema fallen lassen und einen Termin mit einem Scheidungsanwalt vereinbaren. Hält ihr Mann erst die Scheidungsunterlagen in Händen, tritt vielleicht doch noch ein Sinneswandel ein. Falls nicht, ist sie außerhalb einer solchen Partnerschaft besser aufgehoben.

In diesem Buch habe ich Sie ja immer wieder dazu ermutigt, professionelle Hilfe in Anspruch zu nehmen. Vielleicht fragen Sie sich jetzt, warum ich in diesem Fall nicht dafür plädiere. Ich bin bestimmt nicht gegen das Konzept einer Therapie, und wenn eine Frau in dieser schwierigen Situation einen Therapeuten um Hilfe bitten möchte, sollte sie das tun. Bei einem derart gravierenden Problem wird eine Therapie meiner Ansicht nach jedoch nichts mehr ausrichten können, zumindest nicht mehr in diesem Stadium ihrer Beziehung. Wird ein Mann mit dem Ende seiner Ehe konfrontiert, kommt er vielleicht auf die Idee, einen Berater aufzusuchen oder wird damit einverstanden sein, dies zu tun, falls seine Frau ihm diese Möglichkeit in Aussicht stellt. Aber ich denke, in manchen Fällen muss ein Mann erst am Rande des Abgrunds stehen, ehe er nach diesem letzten Strohalm greift, wie das bei vielen Alkoholikern oder Spielsüchtigen der Fall ist. Auf keinen

Fall sollte diese Frau sich auf weitere Diskussionen über dieses Thema einlassen, weil dabei für sie nichts weiter herauskommen wird als ein hoher Blutdruck oder andere gesundheitliche Schäden.

»Aber was ist, wenn Kinder da sind?«, höre ich einige von Ihnen fragen. »Ist Sex denn so wichtig, dass man sich in dem Fall gleich scheiden lassen muss?« Ginge es hier tatsächlich nur um Sex, würde ich sagen: Nein. Kann ein Mann aufgrund eines erlittenen Unfalls nicht mehr mit seiner Frau schlafen, würde ich niemals vorschlagen, dass sie ihn verlassen sollte. Zur Befriedigung ihrer sexuellen Bedürfnisse könnte sie auf Masturbation zurückgreifen. Doch bei der oben beschriebenen Verhaltensweise geht es um mehr. Ein Mann, der sich stundenlang pornografische Bilder im Internet ansieht, ist wahrscheinlich auch sonst kein liebevoller Partner. Denn sobald er seine Frau umarmt und küsst, wird er befürchten, dass sie mit ihm schlafen will. Und das kann er ihr nicht mehr bieten. Sein Fehlverhalten hat dazu geführt – und wird weiter dazu führen –, beide Partner auf Dauer emotional auseinanderzubringen.

Und eine Partnerschaft ohne Gefühle, ohne Liebe, ist keine gesunde Partnerschaft. Ob mit oder ohne Kinder. Sie haben nur ein Leben, und das sollten Sie nicht der Kinder wegen im Unglück verbringen.

Betrug im Chatroom

Und wenn eine Frau nicht aufhören kann, mit einem oder mehreren Männern zu chatten? Kann Chatten das Liebesleben eines Paares ernsthaft schädigen, selbst wenn es nicht zum Cybersex kommt?

Viele Menschen fragen mich, ob Chatten eigentlich schon bedeutet, dass man untreu ist. Chattet jemand mit einem anderen Menschen, zu dem er eine starke emotionale Bindung entwickelt hat, dann betrügt er meiner Ansicht nach seinen Partner. Tauscht er sich dagegen mit einem anderen Menschen in einem Chatroom ohne gefühlsmäßige Bindung über bestimmte Themen aus, an denen beide interessiert sind – beispielsweise das Sammeln antiker Puppen –, und beansprucht dieser Austausch viel Zeit, so ist das nicht schlimmer, als stundenlang vor dem Fernsehgerät zu hocken, Golf zu spielen oder irgendeiner anderen Aktivität nachzugehen, die den Partner nicht mit einschließt. Diese Situationen lassen sich durch Kommunikation und Kompromisse regeln. (Andernfalls könnte dies ein Hinweis auf ein Beziehungsproblem sein, zum Beispiel, dass ein Partner keine Zeit mit dem anderen verbringen möchte.) Um mehr Zeit miteinander zu verbringen, damit die Beziehung wieder auf die Beine kommt, müssen beide Partner sich überlegen, wie sich das organisieren lässt – am besten entwickeln sie gemeinsame Interessen, denen sie zusammen nachgehen können. Wenn das

Chatten für den einen Partner jedoch mehr ist als ein zeit-intensives Hobby – er also nur mit einer Person chattet und dabei sehr persönliche Themen bespricht –, so ist das ein sehr viel schwerwiegenderes Problem.

Auch in dieser Hinsicht hat das Internet unser Leben entscheidend verändert. Früher war eine langfristige emotionale Beziehung fast immer auch damit verbunden, dass man sich persönlich getroffen hat. Wenn man einen »guten Freund« oder eine »gute Freundin« hatte, musste man sich schon treffen, um miteinander zu reden. Da kam es dann eventuell auch zum Körperkontakt. Und in dem Moment war klar, dass man seinem Partner untreu war. Deshalb ließen sich viele Menschen auf so eine Beziehung erst gar nicht ein. Aber per Internet kann man heute mit jemandem chatten und eine emotionale Beziehung zu jemandem aufbauen, der am anderen Ende der Welt lebt. Nur selten kommt es tatsächlich zu einer Affäre, aber solche Beziehungen sind auf jeden Fall belastend für eine Partnerschaft. Sobald ein Partner emotional an einen anderen Menschen gebunden ist, steht die Paarbeziehung nicht mehr auf einer soliden Grundlage. Doch weil dies nicht der eigentlichen Definition von Untreue entspricht, übersieht man leicht das Ausfahrtsschild: Man merkt also nicht, wann es Zeit ist, den eingeschlagenen Weg zu verlassen.

Und einige dieser virtuellen Beziehungen haben eben doch eine körperliche Komponente. Es findet zwar kein

Geschlechtsverkehr statt, aber Masturbation. An diesem Punkt ist der Effekt derselbe, als würde der Betreffende masturbieren, während er sich Erotika anschaut. Denn solange jemand seine sexuellen Bedürfnisse selbst befriedigt, verspürt er keine Lust mehr auf Sex mit dem Partner.

Chatten birgt also dieselben Gefahren für eine Beziehung wie das Ansehen von Pornografie. Und dieses Problem ist vielleicht noch schwieriger zu beheben, weil man hier keinen Filter installieren kann. Das Beste wäre, den Stecker des PCs aus der Steckdose zu ziehen oder Ihren Internetanschluss zu kündigen. Und auch in diesem Fall gilt: Ändert Ihr Partner sein Verhalten nicht, sollten Sie die Beziehung besser beenden, als tatenlos zuzusehen, wie sie langsam, aber sicher auseinanderbricht.

Wenn Masturbation die einzige Möglichkeit ist

Manche Menschen können nur durch Selbstbefriedigung zum Orgasmus kommen. Bei Männern ist das meist eine Sache der Gewohnheit. Sie haben ihre ganz spezielle Methode entwickelt, wahrscheinlich als sie in ihrer Jugend häufig masturbierten, und wenn sie dann eine Partnerin finden, stellt sich heraus, dass sie nur zum Höhepunkt kommen können, solange sie nach genau demselben

Muster masturbieren, das sie sich angewöhnt haben. Bei Frauen handelt es sich oft um ein Konzentrationsproblem. Wenn jemand anders sie berührt oder auch nur im Raum ist, kann sie sich nicht mehr so konzentrieren, wie das für ihren Orgasmus erforderlich ist.

Manchmal kann ein Sexualtherapeut in diesen Fällen helfen. Doch manchmal ist auch nichts zu machen. Kommt ein Partner immer nur durch Masturbation zum Höhepunkt, kann man natürlich nicht von einem idealen Sexualleben sprechen. Aber ich gehöre zu den Leuten, die ein Glas lieber als halb voll betrachten, nicht als halb leer. Stimmen alle anderen Aspekte in dieser Beziehung, wird dieses Paar hoffentlich nicht zulassen, dass dieser eine Schwachpunkt die gesamte Beziehung zerstört. Auf jeden Fall sollte der Partner, der durch gemeinsamen Sex seine Befriedigung findet, zu seinem Orgasmus kommen; anschließend kann der andere Partner sich selbst befriedigen. Das Entscheidende ist, dass *beide* Partner innerhalb der Beziehung ihre sexuelle Befriedigung finden – dann ist schon sehr viel erreicht.

Schluss

Beim Kauf eines neuen Geräts liegt immer das entsprechende Handbuch bei. Selbst wenn man nicht alles versteht, was drinsteht, so hat man doch für den Anfang wenigstens ein paar Informationen darüber, wie man mit diesem Gerät umgehen sollte. Doch bei sexuellen Beziehungen, die sehr viel komplizierter zu handhaben sind als irgendein DVD-Rekorder, steht man ohne jegliche Anleitung da. Die meisten Menschen versuchen, selbst herauszufinden, was zu tun ist. Und bei dieser Methode sind Schwierigkeiten natürlich vorprogrammiert.

Menschen wie ich haben es sich zur Lebensaufgabe gemacht, diese Lücke zu füllen. Und ich schätze, Sexualtherapeuten wird man auch in Zukunft immer brauchen. Teilweise hängt es wohl mit der starken Anziehungskraft zusammen, die Sex auf Menschen ausübt – ähnlich wie bei dem neuen Gerät, das man unbedingt ausprobieren möchte –, dass viele Menschen sich einfach »ins Vergnügen« stürzen, ohne sich erst einmal bestimmte Grundkenntnisse anzueignen. Aufgrund dieses voreiligen Verhaltens lernen sehr viele Menschen nie, wie sie in ihrer Beziehung die größtmögliche Erfüllung finden können. Und häufig bekommen sie noch nicht einmal ein Mindestmaß an sexueller Befriedigung.

Ich hoffe, Sie müssen nicht bei einem Sexualtherapeuten in Ihrer Nähe vorbeischauen – vor allem nicht, nachdem Sie meine Geheimtipps in diesem Buch gelesen und befolgt haben. Doch machen wir uns nichts vor: Das kann trotzdem nötig sein. Ich bin sicher, Sie vereinbaren sofort einen Termin bei Ihrem Arzt oder Zahnarzt, sobald Sie irgendwelche körperlichen Beschwerden haben. Ebenso selbstverständlich sollten Sie sich an einen Sexualtherapeuten wenden, sobald Schwierigkeiten in diesem Lebensbereich auftauchen.

Eine Frage, die vielen Menschen Kopfzerbrechen bereitet, wenn ihnen bewusst wird, dass sie professionelle Hilfe brauchen, lautet: Wie finde ich den richtigen Therapeuten? Natürlich können Sie Ihren Hausarzt fragen, ob er Ihnen jemanden empfehlen kann. Falls es in Ihrem Wohnort eine Universitätsklinik gibt, könnten Sie sich auch dort an die soziale Beratungsstelle wenden. Sie könnten Kontakt zu einem Berufsverband für Sexualtherapeuten aufnehmen und um eine Empfehlung bitten. Und schließlich finden Sie am Ende dieses Buches Adressen, an die Sie sich wenden können.

Danksagung

Von Dr. Ruth K. Westheimer: Zum Andenken an meine gesamte Familie, die während des Holocausts ermordet wurde. Zur Erinnerung an meinen verstorbenen Ehemann, Fred, der mich in all meinen Unternehmungen immer unterstützt hat. Für meine jetzige Familie: meine Tochter Miriam Westheimer und meinen Schwiegersohn Joel Einleger mit ihren Kindern Ari und Leora; meinen Sohn Joel Westheimer und meine Schwiegertochter Barbara Leckie mit ihren Kindern Michal und Benjamin. Ich habe die besten Enkelkinder der ganzen Welt!

Danke an all die vielen Familienmitglieder und Freunde, die mein Leben so bereichern. Ich bräuchte ein eigenes Kapitel, um sie alle aufzuzählen, doch ein paar möchte ich hier nennen: Pierre Lehu und ich haben mittlerweile ein Dutzend Bücher zusammen geschrieben – er ist der beste »Kommunikationsminister«, den man sich wünschen kann! Danke auch an meinen Assistenten Cliff Rubin! Peter Berger, David Best, David Goslin, Dean Craig Harwood, Steve Kaplan, Bonnie Kaye, Robert Krasner,

Marga und Bill Kunreuther, Dean Stephen Lassonde, Lou Liebermann, Mary Cuadrado, John und Ginger Lollos, Ambassador und Mrs. Raymond Loretan, Philip Prioleau, Daniel Schwartz, Amir Shaviv, Betsy Sledge, William Sledge, Jeff Tabak, Malcolm Thomson, Markus Wilhelm, Greg Willenborg, Ben Yagoda und Froma Zeitlin, ich danke euch. Ebenso danke ich all den Menschen, die so hart dafür gearbeitet haben, dieses Buch bei Madison Park Press zu veröffentlichen, besonders Christine Zika, Lisa Thornbloom, Jennifer Puglisi und Christos Peterson. Mein ganz besonderer Dank gilt auch all jenen, die eine deutsche Ausgabe dieses Buches möglich gemacht haben, insbesondere Thomas C. und Hannelore Schwoerer, Annette C. Anton, Anne Stadler, Brigitte Hort, Alexa Kawaletz und dem gesamten Campus Verlag.

Von Pierre Lehu: Ich danke meiner Frau, Joanne Seminara, unseren Kindern, Peter und Gabrielle, meinen Schwiegereltern, Joe und Anita Seminara, und der ganzen Familie Seminara. Mein allergrößter Dank gilt natürlich Dr. Ruth.

Adressen & Links

Beratung

Arbeitskreis Paar- und Psychotherapie e. V., Winzeldorfer
Straße 14, 25474 Bönningstedt, (040)55 69 33 69,
www.sexualberatung.net

Berufsverband Deutscher Psychologinnen und Psychologen e. V.
(BDP), Am Köllnischen Park 2, 10179 Berlin, (030) 209 16 66 00,
www.bdp-verband.de

Deutsche Arbeitsgemeinschaft für Jugend- und Eheberatung e. V.
(DAJEB), Neumarkter Str. 84c, 81673 München,
(089) 436 10 91, www.dajeb.de

Deutsche Gesellschaft für Systemische Therapie, Beratung und
Familientherapie e. V. (DGSF), Jakordenstraße 23, 50668 Köln,
(0221) 61 31 33, www.dgsf.org

Evangelische Konferenz für Familien- und Lebensberatung e. V.
(EKFuL), Ziegelstr. 30, 10117 Berlin, (030) 28 30 39 27,
www.ekful.de

Institut für Ehe- und Familientherapie, Praterstr. 40/10,
A-1020 Wien, 0043 (0)1 981 21 15 20, http://www.wiso.or.at/
wiso/ehe.php

Katholische Bundesarbeitsgemeinschaft für Ehe-, Familien-
und Lebensberatung e. V., Kaiserstr. 161, 53113 Bonn,
(0228) 10 32 23, www.katholische-eheberatung.de

LiebesLeben Paar- und Sexualtherapie, Michael Sztenc,
    Uhlandstr. 22, 66121 Saarbrücken, (0681) 99 26 48 07,
    www.sztenc.de
pro familia Deutsche Gesellschaft für Familienplanung,
    Sexualpädagogik und Sexualberatung e. V. Bundesverband,
    Stresemannallee 3, 60596 Frankfurt am Main, (069) 63 90 02,
    www.profamilia.de
Psychotherapie-Informations-Dienst (PID), Am Köllnischen
    Park 2, 10179 Berlin, (030) 209 16 63 30,
    www.psychotherapiesuche.de
Verband für systemische Paar- und Familientherapie/-bera-
    tung (VEF), Sekretariat: Jacqueline Preibisch, Alpenstr. 42,
    CH – 3084 Wabern, 0041 (0)79 823 43 37,
    http://www.v-e-f.ch/index.asp

Sexualtherapie und Ausbildung

Deutsche Gesellschaft für Sexualmedizin und Sexualtherapie e.V.,
    c/o Klinische Psychologie, Abteilung Klinische Psychiatrie und
    Psychotherapie, Medizinische Hochschule, Carl-Neuberg-Str. 1,
    30625 Hannover, (0511) 532 24 07, www.dgsmt.net
Informationszentrum für Sexualität und Gesundheit (ISG) e. V.,
    c/o Uniklinik Freiburg, Hugstetterstr. 55, 79106 Freiburg,
    (0180) 555 84 84 (0,14 €/min), www.isg-info.de
Praxis für Bewusste Lebensgestaltung®, Doris u. Marco Guidon,
    Untergrüt 5, CH – 8704 Herrliberg, 0041 (0)44 915 08 87,
    www.koerpertherapie.ch

Gesundheit

Arbeitsgemeinschaft Humane Sexualität e. V., Carl-Vogt-Str. 4,
35394 Gießen, (0641) 77347, www.ahs-online.de
Bundeszentrale für gesundheitliche Aufklärung (BZgA), Ostmer-
heimer Str. 220, 51109 Köln, (0221) 89920, www.machsmit.de
Deutsche Diabetes-Gesellschaft, Reinhardtstr. 31, 10117 Berlin,
(o3o) 31169370, www.deutsche-diabetes-gesellschaft.de
Deutsche Gesellschaft für Urologie e. V., Uerdinger Str. 64,
40474 Düsseldorf, (0211) 5160960, www.urologenportal.de
Diabetes & Psychologie e. V., Arbeitsgemeinschaft Psychologie
und Verhaltensmedizin, Dr. Dipl. Psych. B. Kulzer, Diabetes-
Zentrum Mergentheim, Theodor-Klotzbücher Str. 12,
97980 Bad Mergentheim, (07931) 594151,
www.diabetes-psychologie.de

Erotisches Spielzeug

InsideHer, Erotisches für Frauen, Stiftstr. 9–17, 60313 Frankfurt
am Main, (069) 24246969, www.erotischesfuerfrauen.de
Orion Versand, Schäferweg 14, 24941 Flensburg, (0180)
5050417 (0,14 €/min), www.orion.de
Venus Versand e. K., Rehmstr. 4, 86161 Augsburg, (0800)
7227000, www.venus-versand.de
Versandhaus Beate Uhse, Walsoordensestraat 72, Walsoorden, KD
4588 Niederlande, (0031) 114683301, www.beate-uhse.de

Register

Lustvolle Höhenflüge

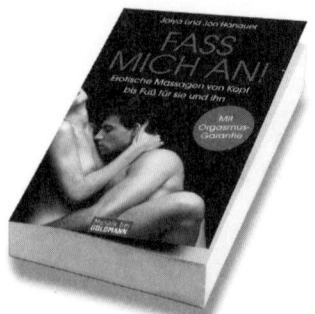

288 Seiten
ISBN: 978-3-442-17121-7

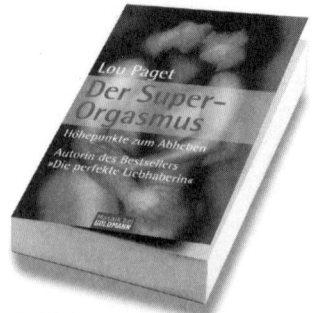

256 Seiten
ISBN 978-3-442-16378-6

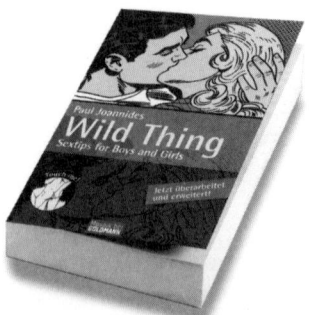

784 Seiten
ISBN 978-3-442-16958-0

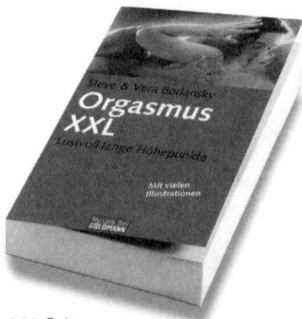

352 Seiten
ISBN 978-3-442-16824-8

Liebe für zwei

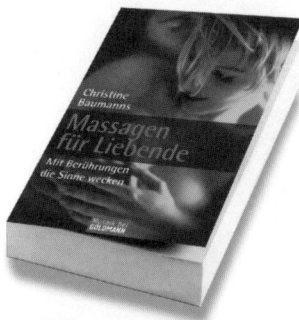

144 Seiten
ISBN 978-3-442-17062-3

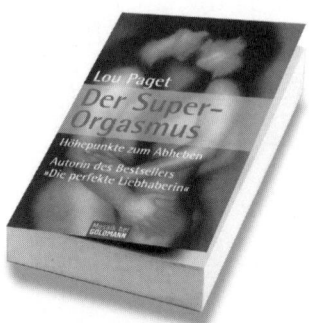

256 Seiten
ISBN 978-3-442-16378-6

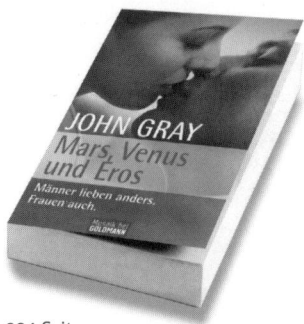

224 Seiten
ISBN 978-3-442-16126-3

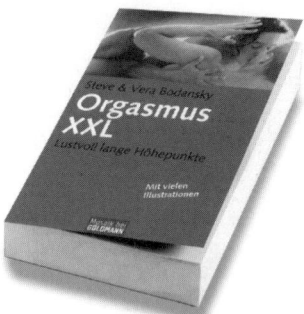

352 Seiten
ISBN 978-3-442-16824-8

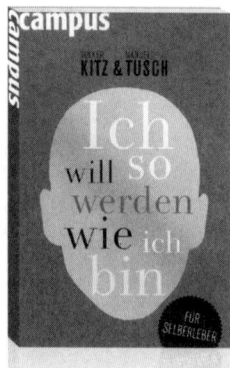
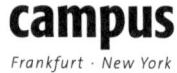